rororo sport Herausgegeben von Bernd Gottwald

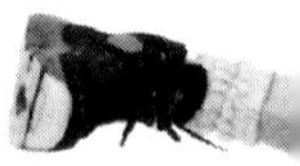

Hans-Dieter Kempf/Astrid Lowis

Fit und schön mit dem Thera-Band®

TRAININGSBUCH FÜR FRAUEN

Mit Fotos von
Horst Lichte

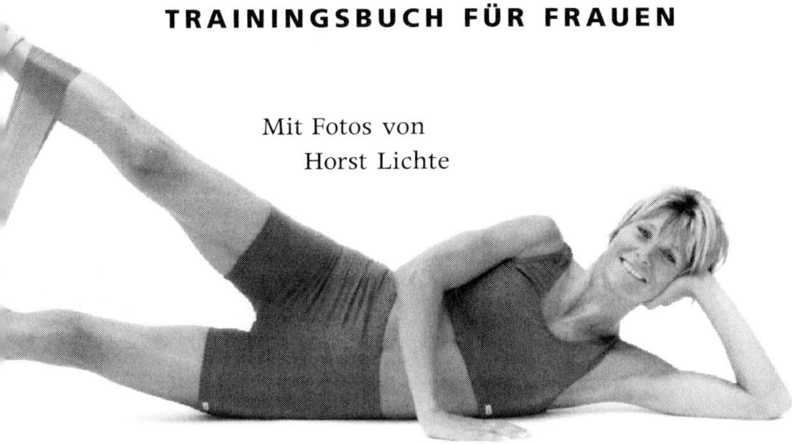

rororo
Rowohlt

4. Auflage Juli 2002

Originalausgabe
Veröffentlicht im Rowohlt Taschenbuch Verlag GmbH,
Reinbek bei Hamburg, Februar 1999

Redaktion Thorsten Krause
Umschlaggestaltung Büro Hamburg
(Foto: Horst Lichte)
Thera-Band® ist ein eingetragenes Warenzeichen
Satz Apollo PostScript, QuarkXPress 3.31
Gesamtherstellung Clausen & Bosse, Leck
Printed in Germany
ISBN 3 499 19479 1

Danksagungen

Danken möchten wir allen, die zum Entstehen dieses Buches beigetragen haben: den Firmen Artzt, Oliver und Holz-Hirsch für ihre Unterstützung, Astrid Vollmer, Johanna Rössler, Frank Schmelcher, Andreas Strack, Christian Ziegler und Rainer Fiebig für ihre fachlichen Hinweise und Textkorrekturen, Sigrun Krieg für ihre exzellente Arbeit als Fotomodell, dem Fitness-Forum für die Räumlichkeiten, Horst Lichte, der wie immer unser Model ins rechte Licht gesetzt hat, sowie Bernd Gottwald und Thorsten Krause vom Rowohlt Verlag.

Hans-Dieter Kempf und Astrid Lowis

Inhalt

Fitness und Schönheit 7

Das erreichen Sie mit dem Thera-Band 9

Straffung des Gewebes und Körperformung 9

Erhöhung des Energieumsatzes 9

Reduzierung des Körperfettanteils 10

Verbesserung der Haltung und Steigerung des Wohlbefindens 10

So messen Sie Ihre Erfolge 12

Figur-Test 12

Berechnung des Body-Mass-Index (BMI) 12

Bestimmung des Körperfettanteils 13

Erfassung des Fettverteilungsmusters (WHR) 13

Betrachtung im Spiegel 14

Fitness-Test 15

Basisdiagnose des aktuellen Gesundheitszustandes 15

Analyse alltäglicher Anforderungen 15

Kraftausdauer-Untersuchung einiger Muskelgruppen 17

Das kleinste Fitness-Studio der Welt 19

Die Eigenschaften und Vorteile des Thera-Bandes 19

Die richtige Pflege und Handhabung 20

Was Sie beim Üben beachten sollten 22

Die richtige Ernährung zum Training 25

Die Übungen mit dem Thera-Band 27

Aufwärmen 28

Bauch und Taille 35

Po und Beine 65

Brust und Arme 99

Die Übungsprogramme 122

Übungsprogramm Aufwärmen 122

Übungsprogramm Bauch und Taille (Anfängerin) 124

Übungsprogramm Bauch und Taille (Fortgeschrittene) 126
Übungsprogramm Po und Beine (Anfängerin) 128
Übungsprogramm Po und Beine (Fortgeschrittene) 130
Übungsprogramm Brust und Arme (Anfängerin) 132
Übungsprogramm Brust und Arme (Fortgeschrittene) 134
Übungsprogramm für den ganzen Körper 136

Anhang 138

Der Muskelapparat 138
Literatur 140
Die Autoren 142

Fitness und Schönheit

> «Der Körper ist ein heiliges Kleid. Es ist unser erstes und letztes Kleid; in ihm betreten wir das Leben, und in ihm verlassen wir das Leben, und er sollte mit Ehrfurcht behandelt werden.»
>
> Martha Graham

Die Effekte körperlichen Trainings sind vielfältig. Sie führen zu mehr Fitness, zu besserem Aussehen und attraktiverer Ausstrahlung. Regelmäßiges Training trägt entscheidend dazu bei, das Alltagspensum und unvorhergesehene Aufgaben effizient zu meistern und sich rundum vital zu fühlen. Körperliche Aktivität ist ein wichtiger Schutzfaktor, der das Wohlbefinden und die Zufriedenheit steigert und somit neben der äußeren auch die innere Schönheit verbessert.

Effekte körperlichen Trainings [16]*

- ❑ verbessertes Allgemeinbefinden
- ❑ verbessertes Selbstwertgefühl
- ❑ verbessertes Körperbewußtsein
- ❑ geringere Depressionsneigung, verringerte Unruhe
- ❑ vermehrte Ausgeglichenheit
- ❑ erholsamer Schlaf
- ❑ verbessertes Sozialverhalten, vermehrte Kontakte
- ❑ verbesserte Konzentrationsfähigkeit
- ❑ verbesserte Stressbewältigung
- ❑ verminderter Konsum von Alkohol und Medikamenten
- ❑ bewußteres Ernährungsverhalten
- ❑ vermindertes Übergewicht, Fettabbau
- ❑ Schutz vor Herz-Kreislauf-Erkrankungen
- ❑ Senkung des Fettspiegels im Blut
- ❑ gestärkte Widerstandskraft gegenüber Krankheiten
- ❑ verbesserte Verdauungstätigkeit

* Die hochgestellten Ziffern in diesem Buch verweisen die interessierten Leserinnen auf die Quelle oder auf weiterführende Literatur für das an der entsprechenden Stelle behandelte Thema und sind über das numerierte Literaturverzeichnis auf Seite 140 aufzulösen.

Entdecken Sie die vielfältigen Vorteile regelmäßiger Bewegung für sich selbst. Binnen weniger Wochen werden Sie feststellen, daß sie weniger müde und abgespannt sind und den Tag voller Energie und Produktivität beginnen – von Ihrer intensiven Ausstrahlung ganz zu schweigen! Diese positiven Effekte treten jedoch nicht von alleine auf, sondern sie bedürfen Ihrer tätigen Unterstützung. Diese beginnt zunächst – und dies ist der wichtigste Schritt für ein erfolgreiches Training – in Ihrem Kopf, mit einer persönlichen und realistischen Zielsetzung.

Und das ist nicht ganz einfach, denn keine Woche vergeht, in der nicht in den aktuellen Frauen- und Wellnesszeitschriften die Gleichsetzung von Schlankheit und Schönheit, Jugendlichkeit und Attraktivität, Vitalität und Leistungsfähigkeit propagiert wird. Dabei wird suggeriert, daß es jeder Frau möglich ist, eine schlanke, gut geformte Figur zu erreichen, wenn sie nur mit entsprechender Disziplin an sich arbeitet. Der Schlankheitswahn führt dazu, daß viele Frauen mit Normalgewicht eine Diät beginnen, sich von Step über Aerobic zur Problemzonengymnastik quälen und schließlich frustriert «das Handtuch schmeißen», da sie die ersehnte Mannequinfigur nicht annähernd erreichen. Das Selbstwertgefühl sinkt, zu dem körperlichen kommt der seelische Frust hinzu.

Setzen sie sich realistische Ziele. Der erste Schritt dazu ist, die persönlichen Erbanlagen, den Körperbau und die weiblichen «Problemzonen» akzeptieren zu lernen. Das bedeutet nicht, daß Sie daran nicht etwas positiv verändern können. Aber ein leptosomer, eher hagerer Typ, wird keine voluminöse Oberweite erreichen oder ein rundlicher, robuster Typ keine Mannequinfigur.

Betrachten Sie sich einfach einmal nackt vor dem Spiegel, und seien Sie ehrlich zu sich selbst. Die Fettpolster an Gesäß und Hüfte werden selten komplett verschwinden, aber ein gezieltes Krafttraining fördert eine Straffung des Gewebes und den Aufbau der Muskulatur. Das bewirkt eine Verminderung der Orangenhaut und der schlaffen, hängenden Körperpartien. Der Körper wirkt aufrechter und besser proportioniert. Sie werden sehen, wie gut gerade ein «nicht ganz perfekter» Körper aussehen kann!

Das erreichen Sie mit dem Thera-Band

Körperliche Fitness umfaßt neben körperbaulichen Aspekten und medizinisch-physiologischen Funktionen vor allem die Komponenten der körperlichen Leistungsfähigkeit. Das figur- und fitnessorientierte Thera-Band-Programm zielt dabei in erster Linie auf eine Verbesserung der Kraftausdauer und den Aufbau von Muskelmasse. Gleichzeitig schulen die Übungen mit dem Thera-Band das differenzierte muskuläre Zusammenspiel aller an einer Bewegung beteiligten Muskeln, die intermuskuläre Koordination.

Auf einige Wirkungen, die sich aus dem Training mit dem Thera-Band ergeben, wollen wir etwas näher eingehen:

Straffung des Gewebes und Körperformung

Sie kräftigen die beanspruchte Muskulatur und straffen das Bindegewebe. Schon nach zwei Wochen spüren Sie einen deutlichen Kraftgewinn, der meist auf einem besser koordinierten Zusammenspiel der Muskulatur basiert. Bei ausreichendem Übungsumfang kommt es nach mehreren Wochen zu einer Zunahme von Muskelmasse an den gewünschten Körperstellen, was die Figur insgesamt fester erscheinen läßt. Sie brauchen allerdings keine übermäßigen Muskelpakete zu befürchten, schon allein aufgrund der geringeren Testosteronkonzentration (männliches Sexualhormon) bei der Frau. Ferner fördert ein regelmäßiges Training die Durchblutung der Haut und läßt sie gesünder aussehen.

Erhöhung des Energieumsatzes

Sie sorgen während des Trainings für einen erhöhten Kalorienverbrauch, was sich positiv in der Energiebilanz auswirkt. Und das ist interessant, wenn Sie abnehmen wollen. Wieviel Energie Sie verbrauchen, hängt von der Intensität, der Dauer und der Regelmäßigkeit ab. Außerdem steigt auch Ihr Grundumsatz (Energiemenge, die der Körper in Ruhe benötigt) mit zunehmendem Anteil an Muskelmasse. Der Grund hierfür ist, daß die Stoffwechselaktivität im aktiven Muskelgewebe höher ist als im Fettgewebe.

Wenn Sie, um abzunehmen, eine kalorienreduzierte Diät ohne ein begleitendes Training durchführen, kommt es zu einer Reduktion der fettfreien Masse und somit zu einer raschen Verminderung des Grundumsatzes. Krafttraining vermindert den Abbau von Muskelmasse und hält somit den Grundumsatz in dieser Zeit relativ stabil.[4]

Reduzierung des Körperfettanteils

Körperliches Ausdauer- und Krafttraining führt zu einem Verlust an absolutem Fett im Körper und am relativen Anteil von Körperfett.[27,28] Allerdings werden im Krafttraining nur bei geringeren Belastungen (30 bis 50 Prozent der Maximalkraft) auch freie Fettsäuren zur Energiebereitstellung herangezogen.[7] Bei intensiverem Training ist es vielmehr die Zeit danach, in der zum Wiederauffüllen der Energiespeicher und für andere Regenerationsprozesse scheinbar vermehrt Fett als Energiequelle herangezogen wird. Die erhöhte Stoffwechselaktivität dieses «Nachbrennens» kann mehrere Stunden dauern.[21,25]

Ist Ihr Trainingsziel überwiegend der Fettabbau, so sollten Sie das Thera-Band-Training durch ein aerobes Ausdauerprogramm ergänzen. Einen guten Fettstoffwechsel erreichen Sie, wenn Sie sich oft und lange bewegen. Aus diesem Grund werden zusätzliche aerobe Übungen, z. B. Wandern, Joggen oder Radfahren in mittlerer Intensität über eine Dauer von mindestens 30 Minuten empfohlen. Nutzen Sie dafür auch die vielen Bewegungsmöglichkeiten des Alltags, wie Spaziergänge, Radfahren oder Treppensteigen.

Zur Energiegewinnung wird nicht nur auf das Depotfett derjenigen Zonen zurückgegriffen, die Sie gerade trainieren (spot reducing). Das steht dem Wunsch vieler Frauen entgegen, durch eine gezielte Problemzonengymnastik das Fett genau an der entsprechenden Problemzone zu reduzieren. Wissenschaftlichen Untersuchungen zufolge scheint es sogar so zu sein, daß es Unterschiede gibt, was die Stoffwechselaktivität der Fettzellen in verschiedenen Körperbereichen angeht. So sind die Fettzellen der Oberschenkelregion weniger vom Abbau betroffen als beispielsweise die des Oberkörpers.[19] Durch den erhöhten Energieverbrauch reduzieren Sie das Depotfett an allen Stellen, während die speziell trainierten Muskeln stärker hervortreten.

Verbesserung der Haltung und Steigerung des Wohlbefindens

Die aufrechte Körperhaltung ist ein Kennzeichen attraktiven Aussehens. Den Körper gegen die Schwerkraft im dynamischen Gleichgewicht zu halten ist die Hauptfunktion des aktiven Bewegungsapparates. Eine schlechte Kondition der Muskulatur durch ungenügendes Training und muskuläre Ungleichgewichte wirken sich negativ auf die Haltungsbalance aus. Die Stärkung der Aufrichtemuskulatur trägt nicht nur zur besseren Haltung bei, sondern schützt gleichzeitig die Wirbelsäule und die Gelenke und entlastet somit die passiven Strukturen wie Bänder und Sehnen. Alltägliche Beanspruchungen können leichter und streßfreier gemeistert werden, und man fühlt sich sicherer und selbstbewußter im Auftreten. Regelmäßiges Training verbessert auch die eigene Körperwahrnehmung und steigert die Entspannungsfähigkeit. Dies sorgt gleichzeitig für einen erholsameren und tieferen Schlaf.

Der Einstieg in ein regelmäßiges Training fällt oft schwer, aber es ist leichter, als Sie denken, wenn Sie sich realistische Ziele setzen und Ihr Leben ein klein wenig umgestalten. Seien Sie generell aktiver und bauen Sie Teile des Trainings direkt in den Alltagsablauf ein – hierzu bietet das Thera-Band-Training optimale Voraussetzungen. Überwinden Sie den inneren Schweinehund und beginnen Sie noch heute mit einer sanften, aber effektiven und regelmäßigen Belastung.

So messen Sie Ihre Erfolge

Den Erfolg Ihres Trainings können Sie an einer Verbesserung Ihrer Figur und Ihrer Leistungsfähigkeit feststellen. Um Veränderungen aber überhaupt erst wahrzunehmen, sollten Sie Ihren momentanen Ist-Zustand festhalten: mit dem Figur-Test und dem Fitness-Test. Führen Sie die Tests zu Beginn des Trainings durch, und wiederholen Sie sie dann in regelmäßigen Abständen alle 3 bis 4 Monate.

Figur-Test

Berechnung des Body-Mass-Index (BMI)

Messen Sie Ihr Gewicht und berechnen Sie damit Ihren Körpermasse-Index BMI (engl.: Body-Mass-Index). Dividieren Sie dazu Ihr Gewicht durch Ihre Körpergröße zum Quadrat.

Beispiel: BMI = 65 kg : (1,70 m x 1,70 m) = 22,5 kg/m^2

Der Body-Mass-Index zeigt Ihnen, unabhängig von Alter und Geschlecht, wie es mit Ihrem Gewicht steht. Der ideale Körpermasse-Index liegt bei Frauen bei 20,6.[4]

BMI-Werte[27,10]		Kommentar
Untergewicht	< 20	zuwenig, unter 18 extrem wenig
Normalgewicht	20–24,9	gesundheitlich sicherer und optisch zufriedenstellender Bereich
Übergewicht	25–29,9	leichtes Übergewicht, Gewichtsreduktion ist bei Ernährungsstörungen angesagt
adipös (fettleibig)	30–39,9	Abnehmen ist anzuraten
massiv, extrem	≥ 40	

Allerdings können Sie bei gleichem Gewicht unterschiedlich viel Fett am Leibe haben. Das verrät Ihnen der BMI-Index nicht.

Bestimmung des Körperfettanteils

Die Bestimmung des Körperfettanteils ist in der Apotheke, im Fitness-Studio oder beim Arzt möglich. Dabei geht es um die Frage, ob Sie relativ zu Ihrem Gewicht zuviel Fett im Körper haben, nicht darum, ob Sie insgesamt zuviel Gewicht haben (siehe BMI). In der Regel wird dazu mit einer sogenannten Speckzange die Hautfaltendicke gemessen (Caliper-Methode), das Gewebe «durchleuchtet» (Infrarotmessung) oder der Körperwiderstand bestimmt (Impedanzanalyse). Im Schnitt beträgt der Fettanteil im Körper der Frau 23 bis 25 Prozent der Gesamtkörpermasse. Etwa 50 Prozent des Gesamtkörperfetts sitzt dabei in den Fettzellen unterhalb der Haut. Mit zunehmendem Alter kommt es zu einer Vermehrung des Fettanteils.[28]

Alter	Empfohlene Bereiche für den Körperfettanteil zur Aufrechterhaltung lebenslanger Gesundheit[18]
15–19	
20–29	16–20 %
30–39	18–22 %
40–49	22–25 %
50–59	23–26 %
60 und älter	24–27 %

Aufgrund dieser Werte können Sie beurteilen, ob Sie tatsächlich zuviel Fett an Ihrem Körper haben. Dies ist vor allem ein gesundheitliches Problem. Denn ein erhöhter Körperfettanteil steigert das Risiko für Herz-kreislauf-Erkrankungen und Stoffwechselstörungen beträchtlich. Man nennt das verhängnisvolle Zusammenspiel von Übergewicht, Diabetes, überhöhtem Blutfettspiegel und Bluthochdruck auch «metabolisches Syndrom». Etwa acht bis zwölf Millionen Menschen sind hierzulande davon betroffen.[10]

Erfassung des Fettverteilungsmusters (WHR)

Berechnen Sie die Waist-Hip-Ration (WHR), den Taille-Hüft-Quotienten, indem Sie den Taillenumfang durch den Hüftumfang dividieren.

Beispiel: WHR = 95 : 102 = 0,93

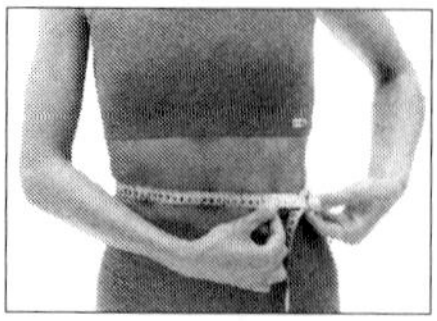

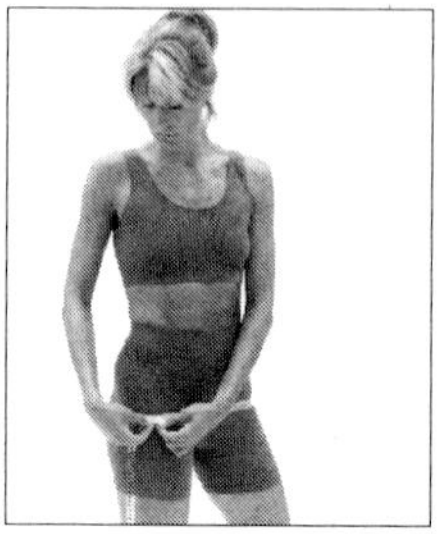

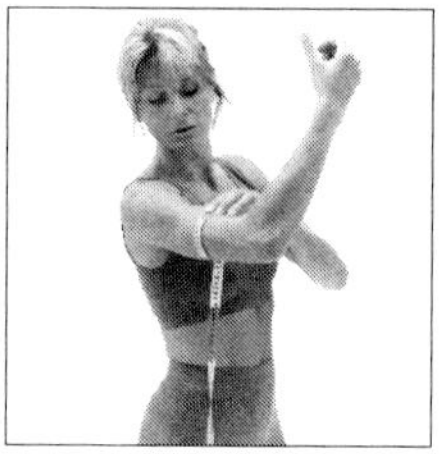

Messen Sie im Stehen mit einem Maßband:
- den Taillenumfang in der Mitte zwischen Rippenbogen und Beckenkamm (etwa Nabelhöhe)
- den Hüftumfang am Punkt des größten Umfangs bzw. in Höhe des Rollhügels am äußeren, oberen Ende des Oberschenkelknochens.

Der WHR sollte bei Frauen unter 0,85 liegen.[27] Hohe Werte lassen eher auf ein zentrales, stammbetontes Fettverteilungsmuster schließen. Das Fett sitzt dann eher an Bauch und Rücken (typisch für den Mann), was ein höheres Risiko für Herz-Kreislauf und Stoffwechselerkrankungen darstellt. Das periphere, hüftbetonte Fettverteilungsmuster, die eher birnenförmige Ansammlung an Hüfte, Po und Schenkel, ist typischer für die Frau. Diese ungeliebten Fettdepots – die sogenannten Problemzonen – haben einen biologischen Hintergrund: während bzw. nach der Schwangerschaft dienen sie als Energiereserven.

Selbstverständlich können Sie die Messungen von Taille, Hüfte, aber auch von Oberschenkel oder Oberarm auch zur Erfolgskontrolle Ihres Trainings heranziehen.

Betrachtung im Spiegel

Auch die Betrachtung im Spiegel vermittelt Ihnen ein gutes Bild von sich selbst. Die Beurteilung von vorne, von der Seite und von hinten gibt Ihnen, trotz des persönlichen kritischen Auges, eine ziemlich realistische Einschätzung. Sie können dadurch meist Ihr Fettverteilungsmuster und Ihren Konstitutionstyp erkennen. Nur ein geringer Teil der Menschen läßt sich jedoch eindeutig einem Typus zuordnen. Bei Frauen findet sich häufig die Tendenz zu einem mehr pyknischen Habitus.

Grobe Einteilung der Konstitutionstypen (hier Körperproportionen) nach Kretschmer[17]

- pyknische Typen (zarte Knochen, gedrungen, starke Entwicklung von Brust und Bauchraum, Neigung zu Fettansatz)
- leptosome Typen (schmalwüchsig, dünngliedrig, asthenisch)
- athletische Typen (grobknochig, derb, kräftige Muskulatur)

Beurteilen Sie aber auch Ihre Haltung, ohne sich jetzt extra aufzurichten oder den Bauch einzuziehen. Sind Ihre Knie durchgedrückt? Ist Ihre Hüfte nach vorne geschoben? Haben Sie ein Hohlkreuz? Hängen Ihre Schultern nach vorne? Ist Ihr Brustkorb eingesunken? Strecken Sie Ihren Kopf nach vorne? Stehen Sie eher nach vorne oder nach hinten geneigt? Sind Sie eher schlaff und gebückt?
Wenn Sie eine oder mehrere Fragen mit «Ja» beantwortet haben, deutet das auf eine schlechte Haltung hin. Eine Kräftigung von Bauch, Rücken und vor allem dem Schultergürtelbereich erhöht den Muskeltonus und verbessert die Leistungsfähigkeit des Muskelkorsetts, eine attraktivere Haltung ist die Belohnung.

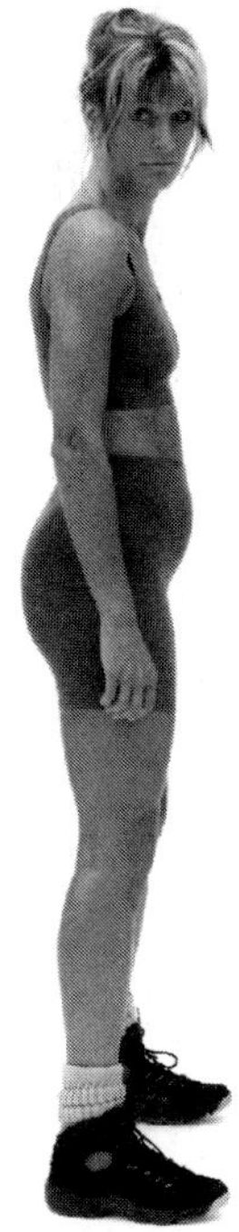

Fitness-Test[21]

Basisdiagnose des aktuellen Gesundheitszustands

Sport ist in den meisten Fällen gesundheitsfördernd. Wenn allerdings Krankheiten oder Risikofaktoren vorliegen, kann Sport ein erhöhtes Risiko darstellen. Wenn Sie Trainingsanfängerin oder Wiedereinsteigerin sind, dann beantworten Sie folgende Fragen[2]:

- Sind Sie älter als 40 Jahre (Sportlerin) oder älter als 30 Jahre (Nichtsportlerin)?
- Waren Sie in letzter Zeit krank oder verletzt?
- Haben Sie Kreislaufbeschwerden?
- Haben Sie Atembeschwerden?
- Sind Sie übergewichtig?
- Haben Sie Bluthochdruck?
- Nehmen Sie Medikamente?

Ist eine dieser Fragen mit «Ja» zu beantworten, so empfehlen wir Ihnen, wie auch in Zweifelsfällen, sich vor Beginn des Trainings bei einem Arzt auf Sporttauglichkeit untersuchen zu lassen.

Analyse alltäglicher Anforderungen

Häufig sehen Sie schon an alltäglichen Belastungen, wie es in etwa um Ihren Fitnesszustand bestellt ist:

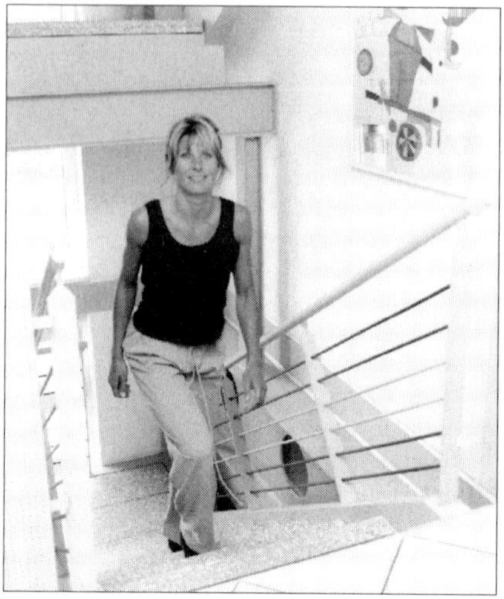

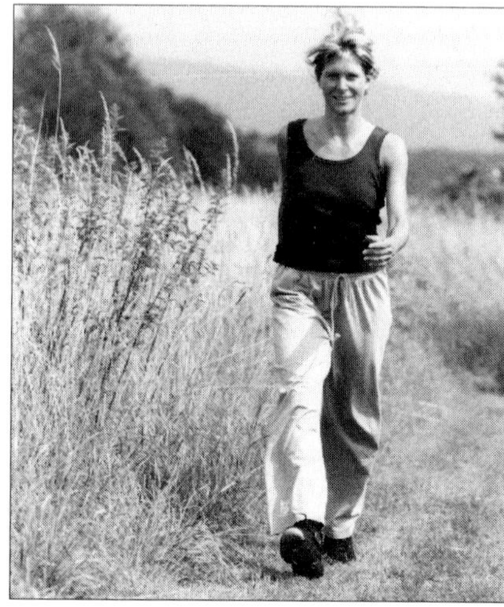

– Können Sie bei gleichmäßigem Tempo drei Stockwerke hochgehen, ohne anzuhalten und ohne völlig erschöpft zu sein? (Schwerpunkt: Ausdauer und Beinmuskulatur)
– Können Sie eine halbe Stunde lang zügig spazierengehen, ohne vollständig außer Atem zu sein? (Schwerpunkt: Ausdauer)
– Können Sie bei durchgedrückten Knien den Rumpf möglichst weit nach vorne beugen, so daß die Finger, oder besser noch die Handflächen, den Boden berühren? (Schwerpunkt: Rumpfbeweglichkeit und Dehnfähigkeit der Beinmuskulatur)
– Können Sie mit geschlossenen Augen 15 Sekunden lang auf einem Bein stehen? (Schwerpunkt: Koordination)

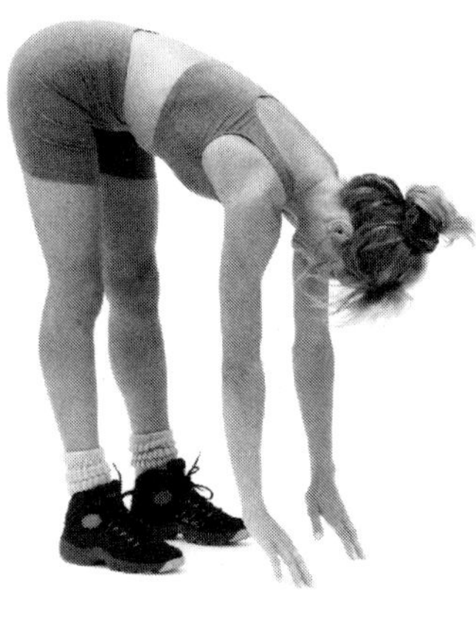

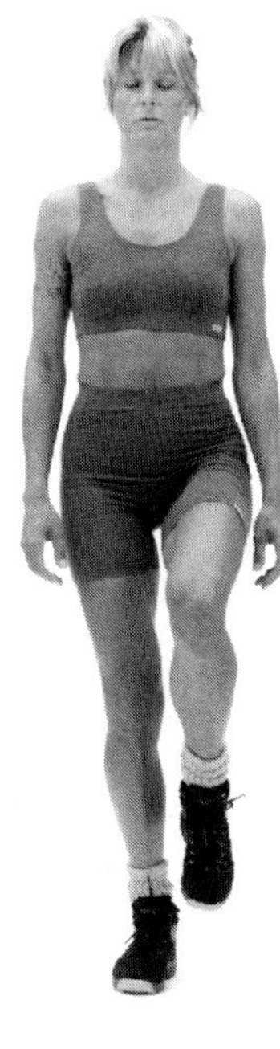

Kraftausdauer-Untersuchung einiger Muskelgruppen[9,12]

Wärmen Sie sich vor den Testübungen gut auf. Sie sollten während des Übens noch gleichmäßig atmen und die Übung bis zum Ende korrekt ausführen können. Um Leistungsveränderungen festzustellen, notieren Sie sich die Anzahl der Wiederholungen bzw. der Dauer der Haltezeit. Bei regelmäßigem Thera-Band-Training werden Sie schon nach kurzer Zeit Fortschritte feststellen.

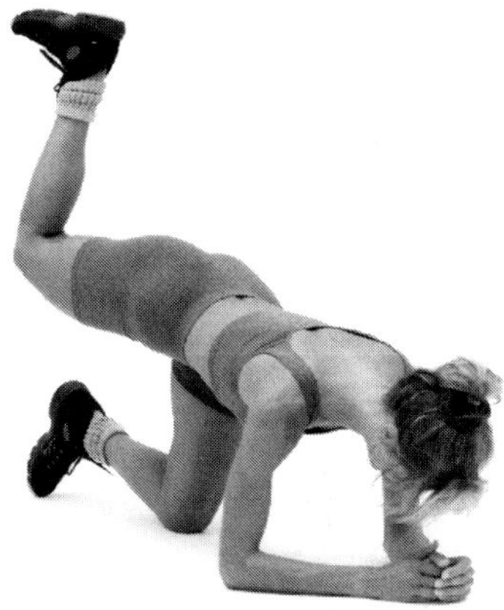

Gesäßmuskulatur

Führen Sie im Unterarmstütz ein angewinkeltes Bein nach oben, bis Körper und Oberschenkel eine Linie bilden. Heben und senken Sie im Wechsel das Bein. Gut = 25 bis 30 Wiederholungen.

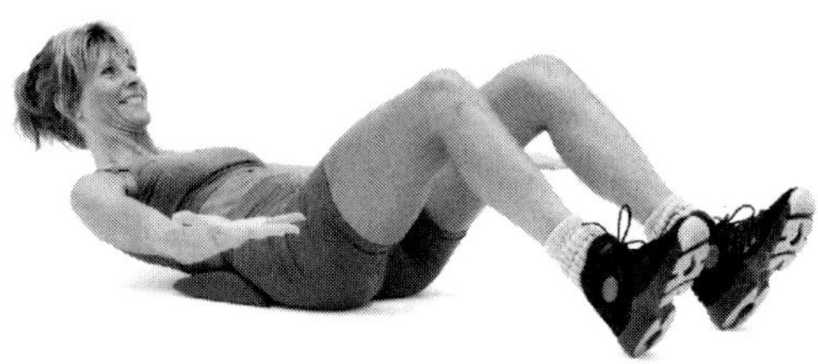

Bauchmuskulatur

Unterlagern Sie die Lendenwirbelsäule, stellen Sie die Fersen in den Boden, und ziehen Sie die Zehen an. Ziehen Sie das Kinn heran, heben Sie den Kopf und schieben Sie die Arme möglichst weit nach vorne. Heben und senken Sie den Oberkörper, ohne daß Schulterblätter und Kopf den Boden berühren. Gut = 12 bis 18 Wiederholungen.

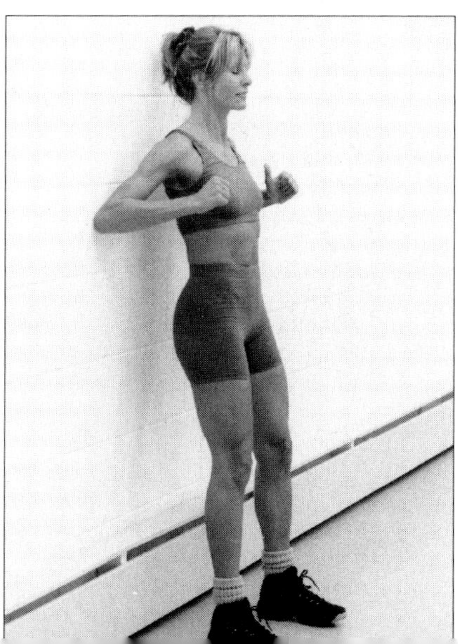

Schulterblattmuskulatur

Stehen Sie rücklings zwei Fußlängen von der Wand entfernt. Legen Sie die Arme etwa um 30 Grad abgewinkelt an die Wand. Spannen Sie die Rumpfmuskulatur an, und drücken Sie sich mit den abgewinkelten Ellenbogen so von der Wand weg, daß sich die Schulterblätter von der Wand entfernen. Gut = 20 bis 25 Wiederholungen.

Seitliche Rumpfmuskulatur und Gesäßmuskulatur (seitliche Rumpfstabilität)

Ziehen Sie im Seitstütz die Zehen an, um die Fuß- und Kniegelenke zu stabilisieren. Stützen Sie sich aktiv aus der Schulter heraus ab und heben Sie die Hüfte an, bis der Körper eine Linie bildet. Gut = 15 bis 20 Sekunden Halten ohne Ausweichbewegung.

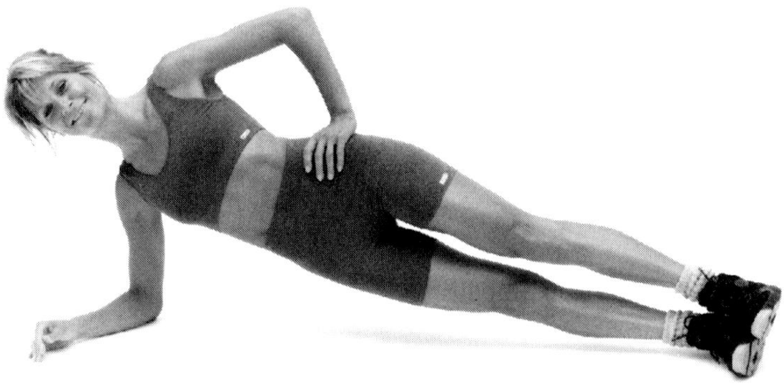

Rumpfmuskulatur

Spannen Sie im Unterarmstütz vorlings (Ellenbogen unter dem Schultergelenk, Knie 10 Zentimeter hinter den Hüftgelenken) die Rumpfmuskulatur an, und heben Sie beide Knie einen Zentimeter vom Boden ab. Gut = 15 bis 20 Sekunden Halten ohne Ausweichbewegung.

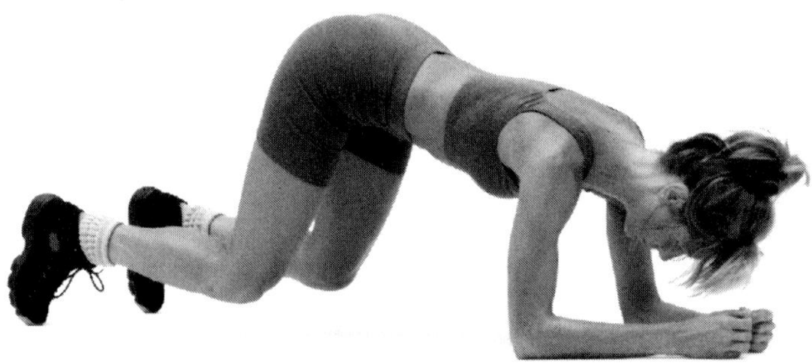

Das kleinste Fitness-Studio der Welt

Das Thera-Band wird seit nunmehr zwei Jahrzehnten erfolgreich in der Rehabilitation von Muskel- und Gelenkverletzungen eingesetzt und findet vermehrt auch Einsatz im Fitness-, Wellness- und Sportbereich. Die zugrundeliegende Idee ist es, ein funktionelles Kraft- und Muskelaufbautraining ohne den Einsatz großer Kraftmaschinen zu ermöglichen. Das Training mit dem Thera-Band ist eine sehr wirkungsvolle Methode zur Steigerung der Leistungsfähigkeit aller wichtigen Muskelpartien. Es gibt kaum eine Muskelgruppe, die Sie nicht gezielt trainieren können. Mit dem Thera-Band trainieren Sie nach einem einfachen, aber äußerst wirksamen Prinzip: dem Widerstand (System of Progressive Resistence).

Die Eigenschaften und Vorteile des Thera-Bandes

Das Thera-Band besteht aus Naturlatex. Es bietet optimale Dehnungseigenschaften mit einer fast linearen Widerstandsentwicklung.

Das Dehnungsdiagramm zeigt ab etwa 60 % der Längenzunahme einen annähernd linearen Verlauf zwischen der Ausdehnung und der Widerstandszunahme.[26]

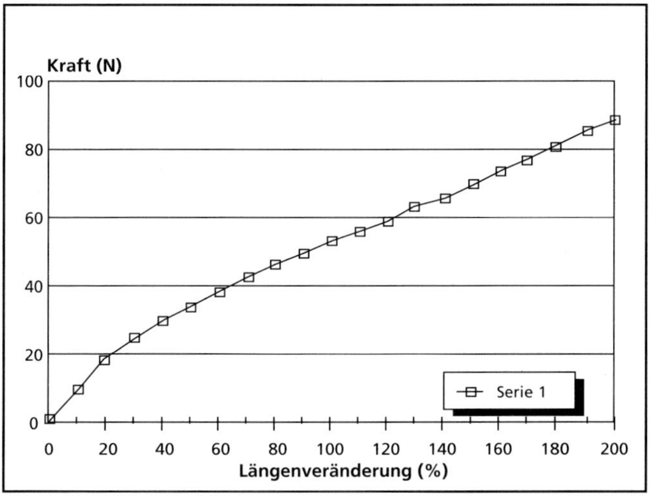

Gedehnte Länge in % Ausgangslänge = 10 cm	Zugkraft in Newton							
Farbe	***Beige***	***Gelb***	***Rot***	***Grün***	***Blau***	***Schwarz***	***Silber***	***Gold***
	extra leicht	**leicht**	**mittel stark**	**stark**	**extra stark**	**spezial stark**	**super stark**	**max. stark**
100	11	18	25	32	39	45	69	96
200	16	26	36	35	52	61	92	127

Der Widerstand ist abhängig von der Stärke des Bandes (Farbe) und der Dehnungslänge, das Band ist in acht verschiedenen Farben von beige (extra leicht) bis gold (maximal schwer) erhältlich. Daten: Olivier et al., Universität Augsburg 1998.

Außerdem bietet das Thera-Band eine Reihe weiterer Vorteile:
- Es ist kostengünstig, vielseitig einsetzbar, leicht und handlich und läßt sich mühelos transportieren.
- Es ist unabhängig von Leistungsstand und Alter einsetzbar.
- Es ist bei guter Pflege lange haltbar und bietet einen gleichbleibenden Widerstand auch bei längerer Nutzung.
- Acht farbcodierte Widerstandsstufen bieten eine optimale Individualisierung und Trainingsmotivation. Zusammen mit dem Zubehör bietet es eine hohe Flexibilität und großen Abwechslungsreichtum.
- Es ermöglicht ebenso das Training von Einzelmuskeln in isoliert eingelenkigen Übungen wie von ganzen Muskelschlingen in mehrgelenkigen Komplexbewegungen.
- Bei entsprechender Vordehnung bewirkt es eine muskuläre Gelenksicherung und fördert die Bewegungskontrolle.

Die richtige Pflege und Handhabung

Das Thera-Band ist in gut sortierten Sportartikel- und Sanitätshäusern erhältlich. Erfahrungsgemäß ist das rote Thera-Band für Frauen am besten geeignet. Eine Bandlänge von 200 Zentimeter bis 250 Zentimeter ist zu empfehlen. Damit können Sie alle Übungen gut durchführen.

Zur Pflege beachten Sie bitte folgende Hinweise:
- Versuchen Sie Einrisse in das Band zu vermeiden. Tragen Sie deshalb keinen scharfkantigen Schmuck (Uhr, Armband, Ring) oder Turnschuhe mit starkem Sohlenprofil (Laufschuhe).

- Überprüfen Sie Ihr Thera-Band vor Übungsbeginn stets auf Risse und Löcher.
- Reinigen Sie Ihr Thera-Band gelegentlich mit klarem Wasser, und pudern Sie es nach dem Trocknen mit Talkum oder Babypuder ein.
- Sollten Sie das Latex-Material nicht direkt greifen wollen, z. B. aufgrund einer Allergie, helfen Ihnen die als Zubehör erhältlichen Griffe.
- Wenn Sie in einer Übung das Band als Schlinge benutzen, verknoten Sie zum Üben die Enden in benötigter Länge mit einem Doppelknoten.

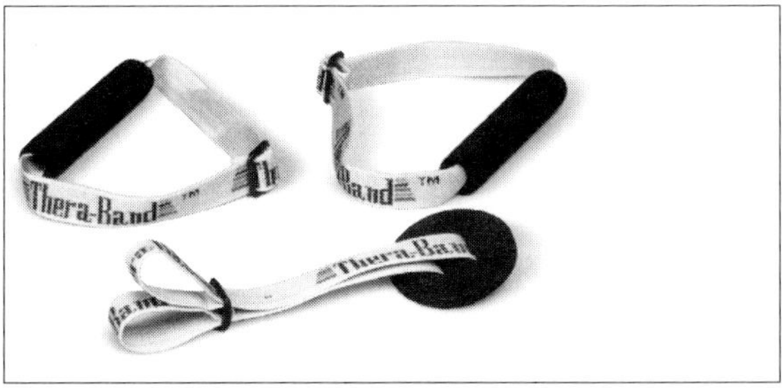

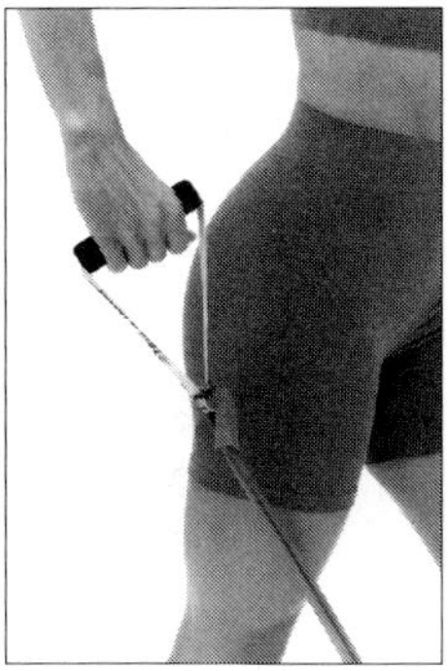

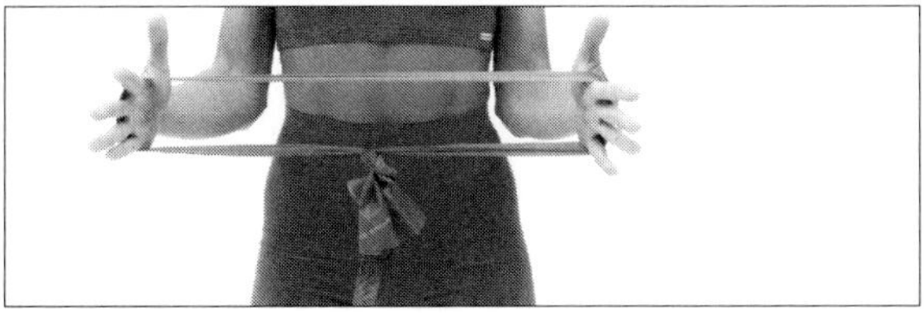

- Lagern Sie das Band trocken und dunkel. Vermeiden Sie Kontakt zu heißen Gegenständen (Ofen, Heizkörper) oder direkte Sonneneinstrahlung.

Was Sie beim Üben beachten sollten

Hinweise zu den Übungen

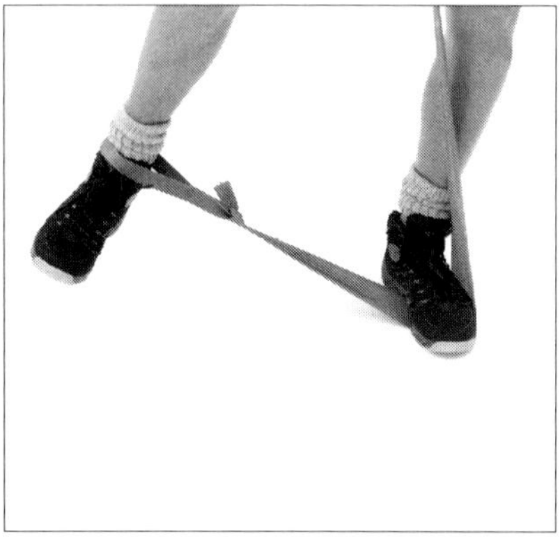

– Fixieren Sie das Band je nach Übung mit den Händen, den Füßen oder an feststehenden Gegenständen, z. B. mit einem Türanker. Achten Sie dabei auf eine sichere Befestigung (Knoten, Schlingen).

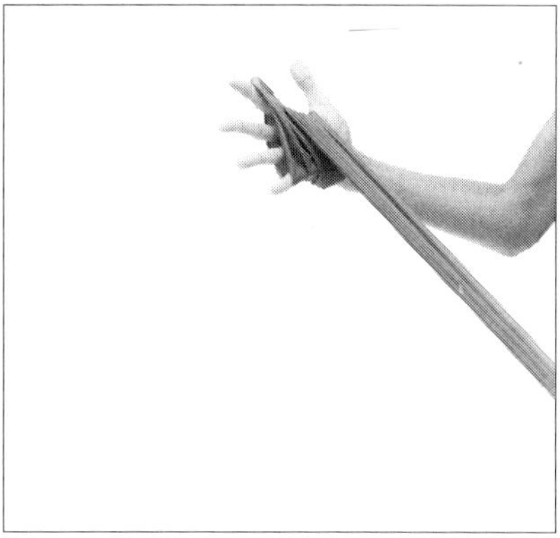

– Wickeln Sie das Band so um die Hände, daß es alleine durch die Zugspannung hält. Für das Üben hat das den Vorteil, daß Sie die im Alltag wenig beanspruchte Hand- und Fingerstreckmuskulatur trainieren.

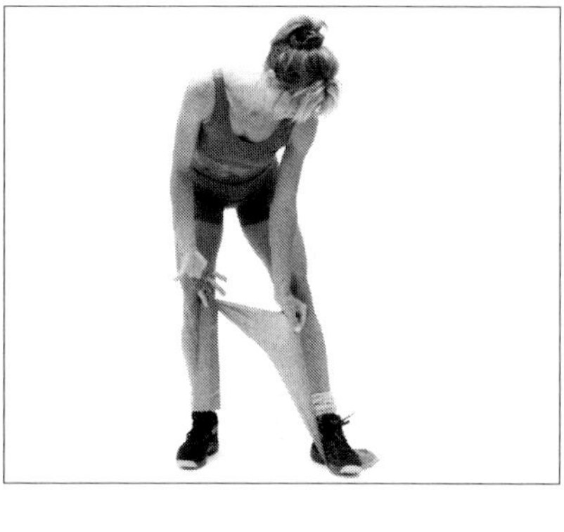

– In der Ausgangsstellung sollte das Band bereits leicht vorgedehnt sein. Dadurch erreichen Sie eine muskuläre Sicherung der beteiligten Gelenke. Nutzen Sie das Band breitflächig. So verhindern Sie schmerzhafte Druckstellen und Blutzirkulationsstörungen.

- Halten Sie das Band während der Übung immer unter Spannung. Lassen Sie es nach dem Auseinanderziehen nicht zurückschnellen, sondern halten Sie auch bei der Rückzugbewegung mit der Muskelkraft gegen den Bandwiderstand.
- Führen Sie die Bewegungen fließend und mit gleichmäßigem Tempo durch. Vermeiden Sie ruckhafte Bewegungen.
- Achten Sie immer auf eine korrekte Übungsausführung – Qualität kommt vor Quantität. Führen Sie die Übungen anfangs eventuell vor einem Spiegel durch, um die Ausführung besser kontrollieren zu können und ein entsprechendes Bewegungsgefühl aufzubauen. Einseitig beschriebene Übungen führen Sie auch auf der anderen Körperseite durch.
- Achten Sie bei den Übungen auf eine aufrechte Körperhaltung. Für Übungen im Stand gelten dabei folgende Beobachtungskriterien:
  - das Kinn ist leicht herangezogen, die Halswirbelsäule ist gestreckt,
  - die Schultern sind in Mittelstellung und liegen locker auf dem Brustkorb auf,
  - der Brustkorb ist angehoben,
  - das Becken ist leicht nach vorne gekippt (physiologische Lendenlordose),
  - die Knie sind leicht gebeugt (nicht durchgedrückt),
  - die Beine sind leicht geöffnet, die ganze Fußsohle ist am Boden, das Körpergewicht ist mittig ausgerichtet.

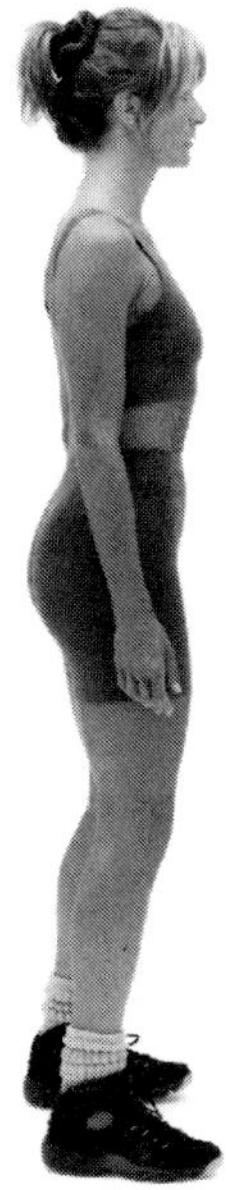

- Achten Sie immer auf eine gleichmäßige Atmung – wenn Sie das Gefühl haben, den Atem anzuhalten (Preßatmung), zählen Sie beim Üben leise jede Wiederholung mit.
- Bei Schmerzen, Kurzatmigkeit, Übelkeit, starker Ermüdung oder hochrotem Kopf beenden Sie das Üben. Sollten Sie noch Übergewicht haben, verzichten Sie zunächst auf alle federnden oder hüpfenden Bewegungen – sie belasten am Anfang nur unnötig Ihre Gelenke.

Hinweise zum Training

- Wählen Sie pro Trainingseinheit 8 bis 10 Einzelübungen aus allen Körperbereichen aus, oder greifen Sie auf die Übungsprogramme (ab S. 122) zurück. Für die persönlichen Problemzonen empfiehlt es sich, für jeden Problemzonenbereich zwei Übungen durchzuführen. Beginnen Sie die Trainingseinheit mit einem Aufwärmprogramm, und beenden Sie sie mit bekannten Dehn- und Entspannungsübungen.
- Wenn Sie mit dem Training überhaupt erst beginnen oder nach einer längeren Pause das Training wiederaufnehmen, gönnen Sie sich die ersten zwei Wochen zur Gewöhnung und Anpassung, und üben Sie mit etwas geringerer Intensität. Das hat den Vorteil, daß Sie den korrekten Bewegungsablauf erlernen, Ihre Koordination verbessern, unangenehmen Muskelkater vermeiden und einer Überbeanspruchung vorbeugen.
- Als Trainingsanfängerin sollten Sie sich am Ende jeder Serie, d. h. nach der letzten Wiederholung, in der beanspruchten Muskulatur müde, aber nicht erschöpft fühlen – Sie sollten die Belastung als etwas anstrengend empfinden.[1]
- Im Rahmen des fitness- und figurorientierten Krafttrainings sind vor allem Kraftausdauer- und Muskelaufbautraining die Methoden der Wahl. Die Trainingssteuerung erfolgt dabei über die Belastungsintensität der Übung, die Anzahl der Wiederholungen bzw. die Dauer der Anspannung, die Anzahl der Serien und die Pausengestaltung. Jede Belastungsintensität löst bei der belasteten Struktur eine spezifische Anpassung aus.

Belastungsdosierung im gesundheitsorientierten Fitness-Krafttraining[1,19]

Trainingsziel	Verbesserung der Kraftausdauer	Aufbau von Muskelmasse
Intensität	≈ 30–60 % der Maximalkraft	≈ 60–70 % der Maximalkraft
Wiederholungszahl pro Serie (Satz)	16–20mal und mehr	8–15mal
Serien (Sätze)	Anfänger: 2–3, Fortgeschrittene: 3–6	Fortgeschrittene: 3–6
Pausenlänge	0,5 bis 1 Minute (nach subjektivem Empfinden)	1 bis 2 Minuten (nach subjektivem Empfinden)
Trainingshäufigkeit	mindestens 2mal pro Woche	mindestens 2mal pro Woche

- Die Intensität einer Übung können Sie erhöhen, indem Sie die Vorspannung des Bandes verstärken, zu einem stärkeren Band wechseln, die Ausgangsstellung labiler machen oder zusätzliche Bewegungsaufgaben einbauen.
- Die Pausenlänge hängt auch vom individuellen Empfinden ab. Um bei dem intensiveren Muskelaufbauprogramm Pausenzeiten einzusparen, wechseln Sie Übungen mit der Beanspruchung unterschiedlicher Muskelgruppen ab. Sollte Sie als Fortgeschrittene die hohe Serienzahl langweilen, wählen Sie zwei oder drei unterschiedliche Übungen für die jeweils gleiche Muskelgruppe.

Die richtige Ernährung zum Training

Neben ausreichender körperlicher Aktivität und sportlichem Training ist eine ausgewogene, fettarme Ernährung der zweite wichtige Baustein in einem Programm zu Fitness, Fett- und Gewichtsreduktion und attraktiverem Aussehen. Dabei kommen der Änderung der Ernährungsgewohnheiten und der Kontrolle des Eßverhaltens besondere Bedeutung zu. An dieser Stelle ist auf die vielfältige ausführliche Literatur zu diesem Thema zu verweisen. Die folgenden Tips sollen Ihnen jedoch die wichtigsten Grundsätze verdeutlichen:

- Gehen Sie mit Fetten sparsam um. Die optimale Nährstoffzusammensetzung sollte folgendermaßen aussehen: 50 bis 55 Prozent Kohlenhydrate, 15 bis 20 Prozent Eiweiße und 20 bis 35 Prozent Fette.
  Tip zur Errechnung des Fettanteils von Lebensmitteln in Prozent
  Nehmen Sie die auf der Nahrungsmittelverpackung angegebene Fettangabe in Gramm und multiplizieren diese mit neun, da 1 g Fett ca. 9 kcal Energie liefert. Teilen Sie das erhaltene Ergebnis durch die auf der Packung angegebene Gesamtkalorienzahl. Sie werden sich wundern, wieviel prozentualen Fettanteil auch die so stark beworbenen fettreduzierten Nahrungsmittel enthalten.
- Nehmen Sie neben Gemüse und Vitaminen (A, D, E und K) immer auch Kohlenhydrate, z. B. Kartoffeln, Nudeln, Vollkornbrot zu sich. Das ist wichtig, wenn Sie abnehmen wollen, denn Sie brauchen dann dabei nicht mehr zu hungern. Es hat sich gezeigt, daß das Einsparen von Nahrungsfett ohne Beschränkung des Kohlenhydratverzehrs eine wirksame Strategie darstellt, um langfristig abzunehmen.[8]

- Ein Teil der Vitamine benötigt Fette, um vom Körper verwertet zu werden. Trinken Sie deshalb zu Ihrem Salat ein Glas fettarme Milch, und das Problem ist beseitigt!
- Für diverse Aufbauprozesse werden Eiweiße benötigt (u. a. Muskelaufbau). Achtung: Viele eiweißhaltige Nahrungsmittel enthalten auch Fett. Greifen Sie auf fettarmen Fisch und mageres Fleisch zurück, oder bevorzugen Sie generell pflanzliche Eiweiße, z. B. Hülsenfrüchte.
- Halten Sie den Zucker- und Salzanteil in der Nahrung gering.
- Trinken Sie viel Flüssigkeit, mindestens 2,5 Liter pro Tag, z. B. Mineralwasser, verdünnte Fruchtsäfte, Kräuter- und Früchtetees, und nehmen Sie wasserreiches Obst und Gemüse zu sich. Trinken Sie schon vor und während des Trainings möglichst viel Mineralwasser, und stillen Sie damit auch Ihren ersten Durst danach.
- Die optimale Verteilung der Gesamtkalorienmenge in mehreren Mahlzeiten beträgt: Frühstück 25 Prozent, 1. Zwischenmahlzeit 10 Prozent, Mittagessen 25 bis 30 Prozent, 2. Zwischenmahlzeit 10 Prozent, Abendessen 20 bis 25 Prozent.

Die Übungen mit dem Thera-Band

Aufwärmen

Zu Beginn des Trainings sollten Sie Ihren Körper durch ein fünf- bis zehnminütiges Aufwärmprogramm in Schwung bringen. Sie sorgen damit nicht nur für eine hinreichende Vorbeugung vor Verletzungen, sondern verbessern gleichzeitig die Leistungsbereitschaft des gesamten Organismus. Sie bereiten das Herz-Kreislauf-System, besonders aber die Muskulatur, die Bänder, die Sehnen und die Gelenkkapseln auf die kommenden Übungen vor.

Sehen Sie das Aufwärmprogramm als einen motivierenden Einstieg in Ihre Trainingseinheit an. Benutzen Sie zur Unterstützung eine anregende, flotte Musik, die Ihnen gefällt.

Wenn Sie das Aufwärmen zeitlich auf 20 bis 30 Minuten ausdehnen, haben Sie schon einen Ausdauerteil mit positiven Effekten auf Ihr Herz-Kreislauf-System und befinden sich gleichzeitig in einem aeroben Trainingsbereich, in dem zur Energiebereitstellung vorwiegend auf die Fette im Körper zurückgegriffen wird.

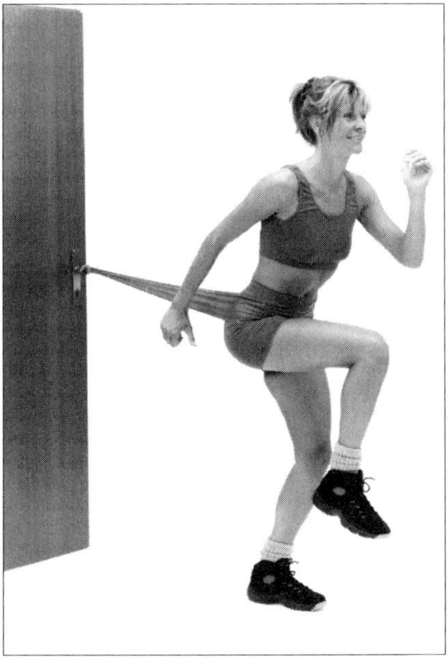

Übungsbeschreibung

1. Fixieren Sie das Thera-Band in Hüfthöhe zwischen Tür und Türrahmen (siehe: Hinweise zu den Übungen, S. 22). Legen Sie das Thera-Band um Ihre Hüfte.
2. Gehen Sie gegen den Widerstand des Bandes nach vorne und nach hinten.
3. Gehen (marschieren) Sie bei gedehntem Band auf der Stelle.

Ergänzende Übungshinweise

– Achten Sie auf eine aufrechte Körperhaltung und auf eine koordinierte Abstimmung Ihrer Arm- und Beinbewegungen.

Übungsbeschreibung

1. Befestigen Sie das Thera-Band etwa auf Hüfthöhe an einer Tür o. ä. Kombinieren Sie verschiedene Armbewegungen und Schritte miteinander.

- Gehen Sie abwechselnd nach rechts und nach links (Seitschritt).
- Gehen Sie abwechselnd nach vorne, danach wieder nach hinten (Basisschritt).
- Öffnen Sie Ihre Füße nacheinander nach vorne und schließen Sie die Füße wieder nach hinten (V-Schritt).
- Heben Sie abwechselnd Ihre Beine nach oben (Knieheben).
- Bewegen Sie Ihre Arme (wechselseitig) vor dem Körper nach vorne.
- Schieben Sie Ihre Arme (wechselseitig) in Brusthöhe nach vorne (Boxen).
- Ziehen Sie die Arme (wechselseitig) nach hinten.

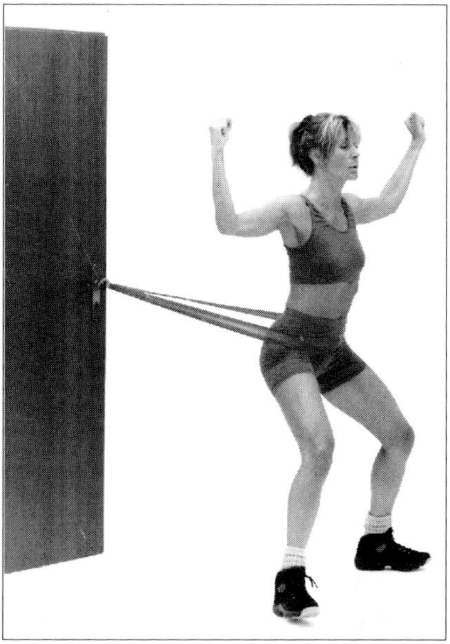

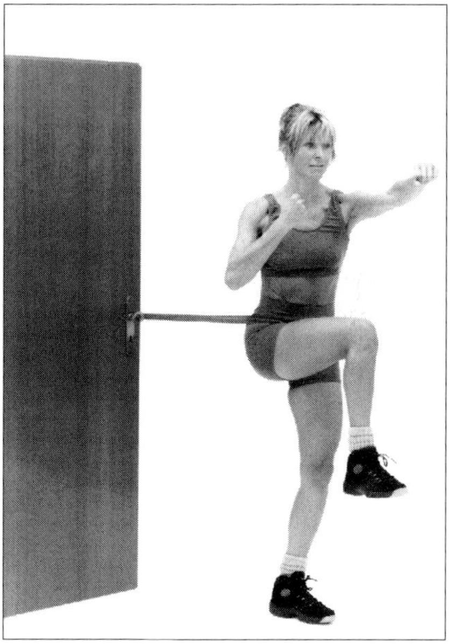

Ergänzende Übungshinweise

- Achten Sie auf eine aufrechte Körperhaltung und auf eine koordinierte Abstimmung Ihrer Arm- und Beinbewegung.

Aufwärmen

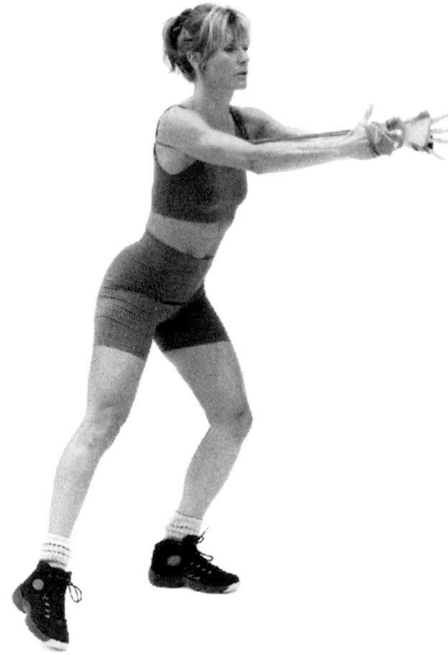

Übungsbeschreibung

1. Legen Sie das Thera-Band unter Ihre Schultern.
2. Kombinieren Sie verschiedene Armbewegungen und Schritte miteinander.

- Öffnen Sie einen Fuß seitlich und stellen Sie ihn wieder heran (Step touch).
- Öffnen Sie beide Füße nacheinander zur Seite und stellen Sie sie wieder nach innen (öffnen, öffnen, schließen, schließen).
- Heben Sie abwechselnd Ihre Beine nach oben (Knieheben).
- Bewegen Sie Ihre Arme (abwechselnd) in Schulterhöhe nach vorne.
- Bewegen Sie Ihre Arme (abwechselnd) seitlich nach oben.

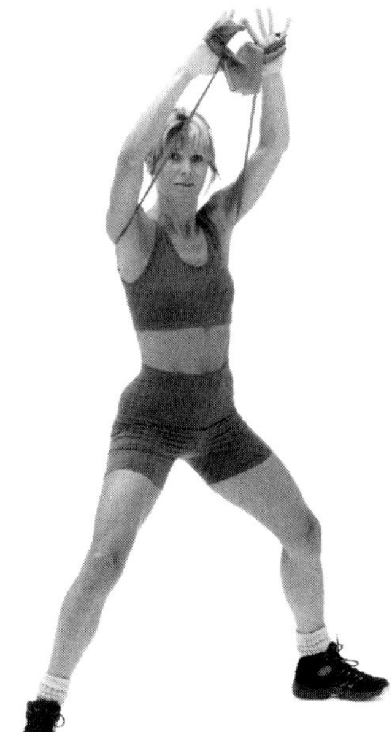

Ergänzende Übungshinweise

- Lassen Sie Ihrem Ideenreichtum freien Lauf. Viele Schrittkombinationen aus dem Aerobic- und Stepbereich können Sie hier verwenden.
- Benutzen Sie ein Thera-Band mit leichtem Widerstand, da hier mehr das Aufwärmen im Vordergrund steht.

Übungsbeschreibung

1. Stellen Sie sich in Schrittstellung mit dem vorderen Fuß auf das Thera-Band.
2. Ziehen Sie wie beim Skilanglauf die Arme wechselseitig nach vorne und hinten.

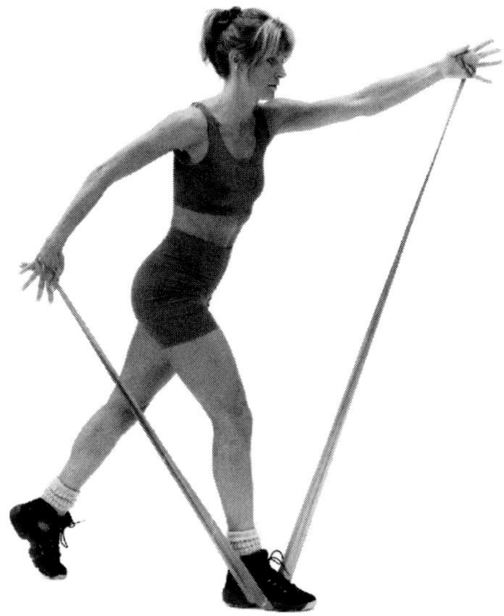

Ergänzende Übungshinweise

– Üben Sie die Bewegung erst einige Male ohne Band, bevor Sie das Thera-Band einsetzen.
– Wählen Sie einen leichten Bandwiderstand.

Aufwärmen

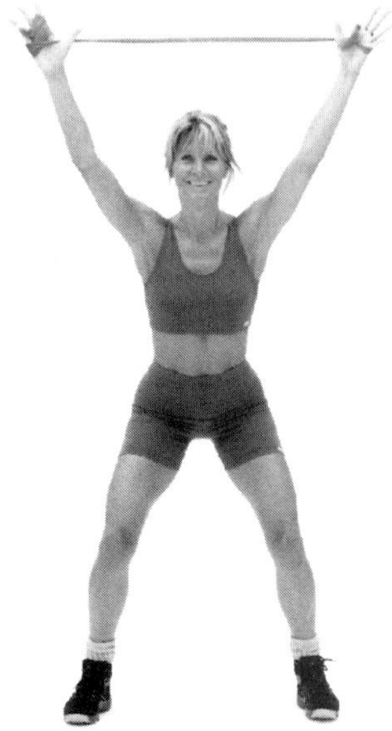

Übungsbeschreibung

1. Fassen Sie im hüftbreiten Stand das Thera-Band über dem Kopf.
2. Strecken Sie die Beine und ziehen Sie dabei das Thera-Band hinter den Kopf.
3. Beugen Sie die Beine und strecken Sie die Arme wieder nach oben.

Variation

– Ziehen Sie die Arme wechselseitig nach oben und unten.

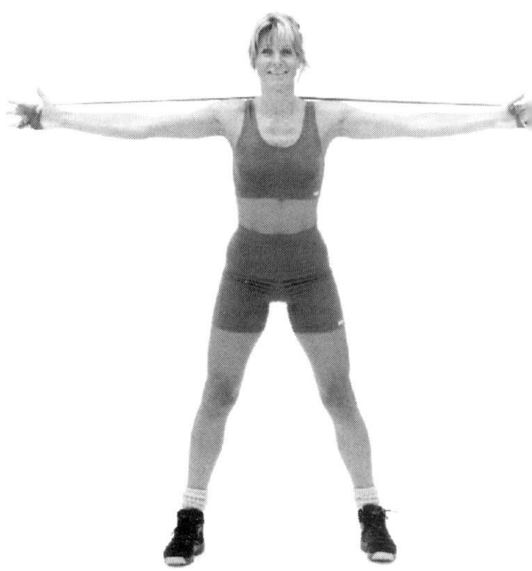

Ergänzende Übungshinweise

– Üben Sie die Bewegung erst einige Male ohne Band, bevor Sie das Thera-Band einsetzen.
– Wählen Sie einen leichten Bandwiderstand.

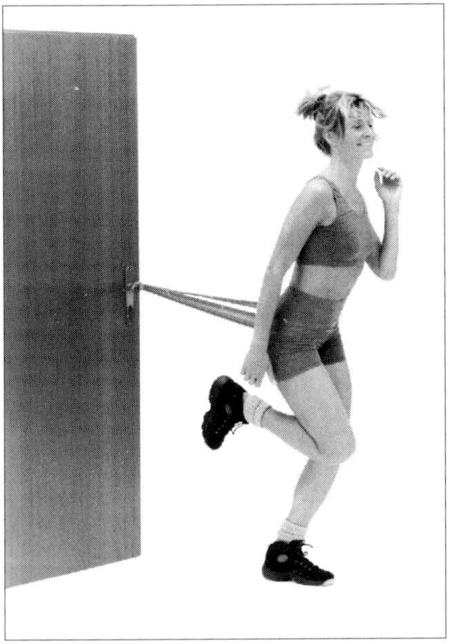

Übungsbeschreibung

1. Fixieren Sie das Thera-Band in Hüfthöhe an einer Tür o. ä. (siehe: Hinweise zu den Übungen, S. 22). Legen Sie das Thera-Band um Ihre Hüfte.
2. Laufen (joggen) Sie gegen den Widerstand des Bandes nach vorne und nach hinten.
3. Laufen (joggen) Sie bei stärker gedehntem Band auf der Stelle.
4. Laufen (joggen) Sie bei stärker gedehntem Band in verschiedene Richtungen.
5. Drehen Sie sich in dem Band.

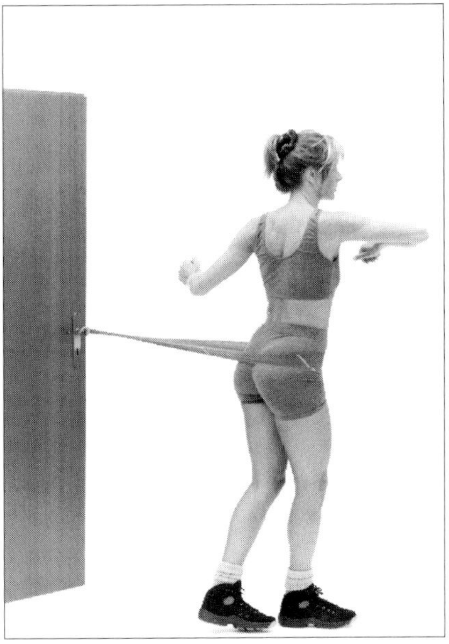

Ergänzende Übungshinweise

- Laufen Sie langsam gegen den Widerstand des Thera-Bands zurück, und lassen Sie sich nicht «zurückschleudern».
- Sollten Sie häufiger gegen den Widerstand des Thera-Bandes laufen, verwenden Sie ein stärkeres Band (blau, schwarz oder silber).
- Um die Gelenkbelastung zu reduzieren, laufen Sie auf Ihrem Vorfuß und geben in Sprung-, Knie- und Hüftgelenken federnd nach.

Bauch und Taille

Ein flacher, straffer Bauch und eine schlanke, feste Taille gehören zu den Wunschzielen jeder trainierenden Frau. Eine schlanke Taille vermittelt ein Bild umfassender Fitness.

Die Bauchmuskeln, die den Bauchraum wie ein breiter Gürtel umspannen, haben eine Reihe wichtiger Aufgaben. Zusammen mit der Rückenmuskulatur sorgen sie für eine dynamische Verspannung der Wirbelsäule. Sie sind an nahezu allen Alltagsbewegungen beteiligt, gewährleisten eine aufrechte Haltung, schützen die inneren Organe, unterstützen die Atmung und entlasten die Wirbelsäule.

Nicht selten ist ein muskuläres Ungleichgewicht die Ursache für schlechte Haltung, fehlende Koordination, unzureichende Stabilisation oder gar Schmerz. So kann ein hervorstehender Bauch die Folge einer zu schwachen Bauch- und Gesäßmuskulatur und einer stark zusammengezogenen, verkürzten Hüftbeuge- und unteren Rückenmuskulatur sein. Ein Ausgleich dieses Ungleichgewichts durch Kräftigung der zu schwachen Muskeln und Dehnung der zusammengezogenen Muskulatur führt zu einer verbesserten Beckenstellung mit dem Resultat, daß der Bauch flacher wirkt. So dient das Training der Bauch- und Rückenmuskulatur nicht nur der Schmerzprophylaxe, sondern führt über eine aufrechte Haltung mit ihren charakteristischen Merkmalen wie Beckenkippung, harmonischer Wirbelsäulenschwingung, flacher Bauch, angehobener Brustkorb und Brust auch zu attraktivem Aussehen. Es wird deutlich, daß neben dem Training der Bauchmuskeln auch das der Rückenmuskeln eine wichtige Rolle spielt.

Ein vorstehender Bauch kann seine Ursache aber auch in übermäßiger Fettablagerung haben. Selbst gut trainierte Muskeln können von dem unter der Haut gelegenen Fett überdeckt werden. So sollte das Ziel der Bemühungen nicht nur in einem Training der Bauchmuskulatur liegen, sondern auch in einer Reduzierung des Depotfetts.

Bauch und Taille

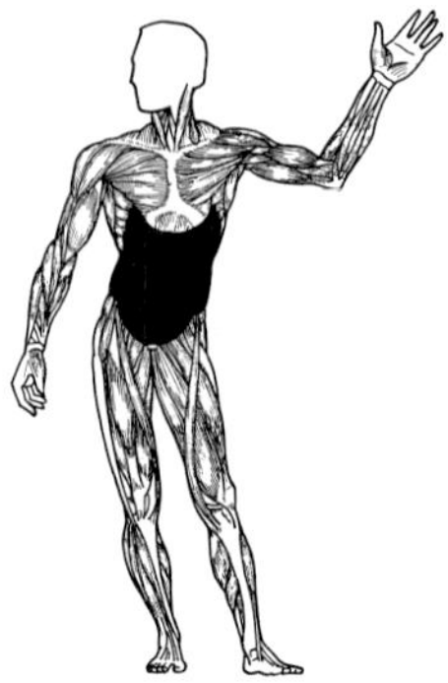

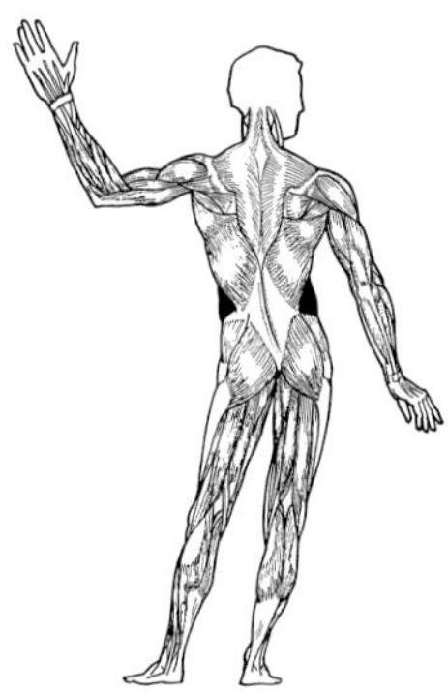

Übungsbeschreibung

1. Ziehen Sie in der Rückenlage die Zehen heran, und drücken Sie die Fersen in den Boden.
2. Ziehen Sie sich mit Hilfe des Thera-Bandes so weit nach oben, bis Kopf und Schultern vom Boden abheben.

Ergänzende Übungshinweise

- Halten Sie den Kopf in Verlängerung der Wirbelsäule, d. h., Sie ziehen das Kinn heran.
- Unterstützen Sie Ihre Lendenwirbelsäule ggf. mit einem Lendenkissen oder mit einem zusammengerollten Handtuch.
- Bei dieser Übung dient das Thera-Band nicht zur Intensitätssteigerung, sondern zur Unterstützung.

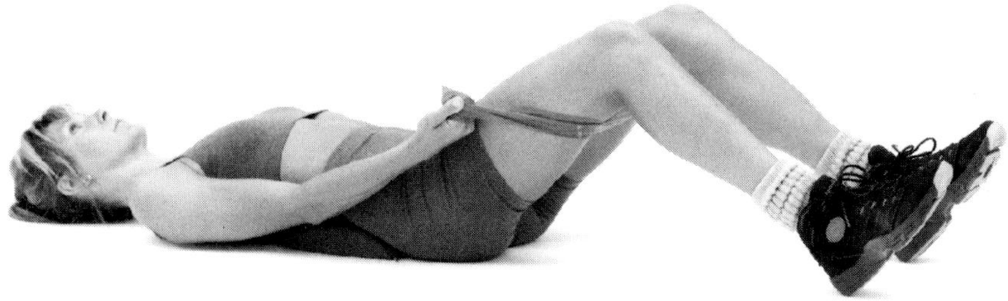

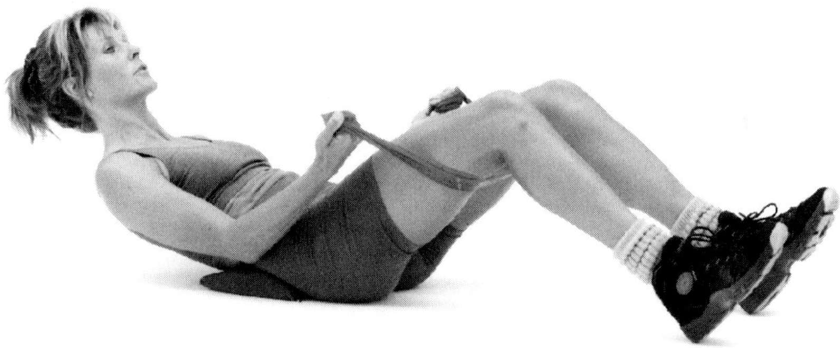

Bauch und Taille

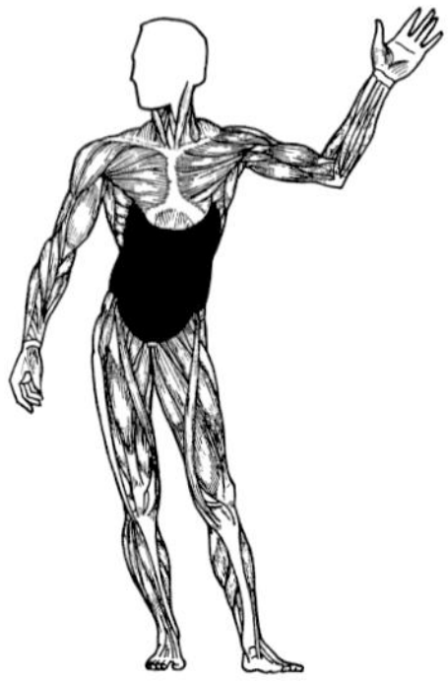

Übungsbeschreibung

1. Legen Sie in Rückenlage mit aufgestellten Beinen den rechten Fuß auf das linke Knie.
2. Halten Sie den rechten Handrücken am Boden, und strecken Sie den linken Arm nach oben.
3. Schieben Sie den linken Arm nach rechts und nach oben.

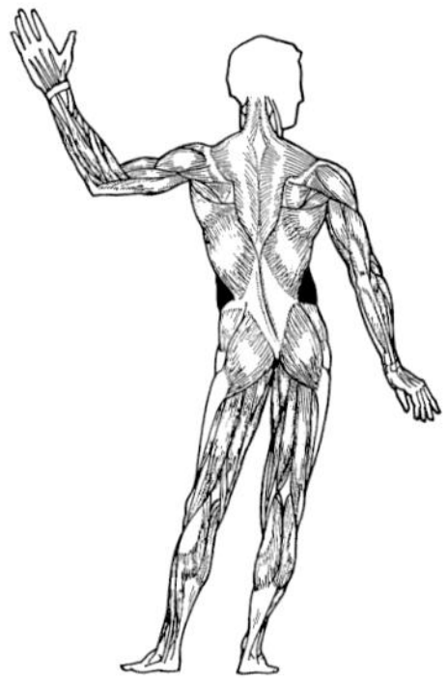

Ergänzende Übungshinweise

- Halten Sie den Kopf in Verlängerung der Wirbelsäule.
- Legen Sie die Schulter beim Zurückführen des Arms nicht ganz am Boden ab.

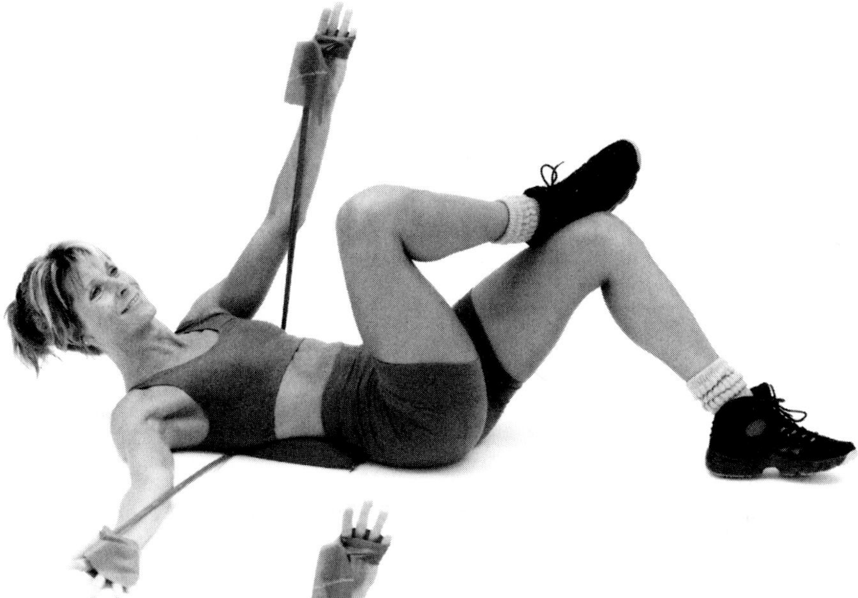

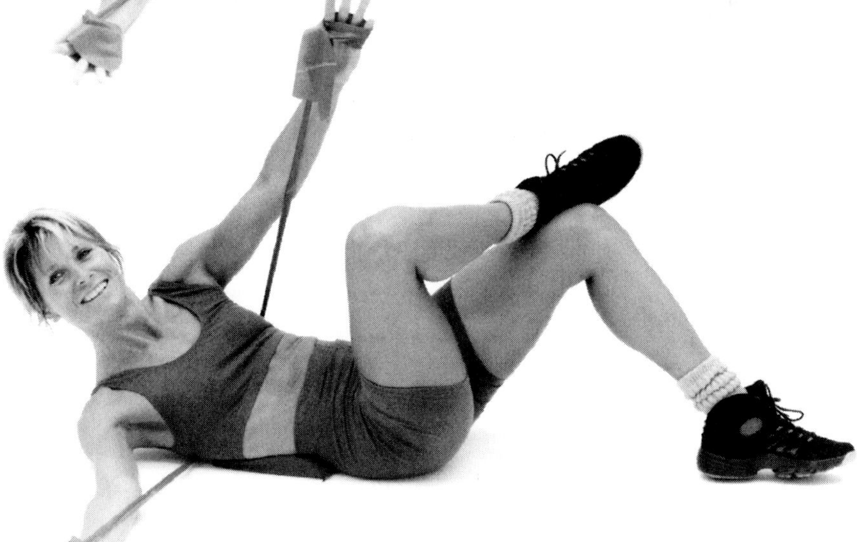

Bauch, Taille und Hüfte

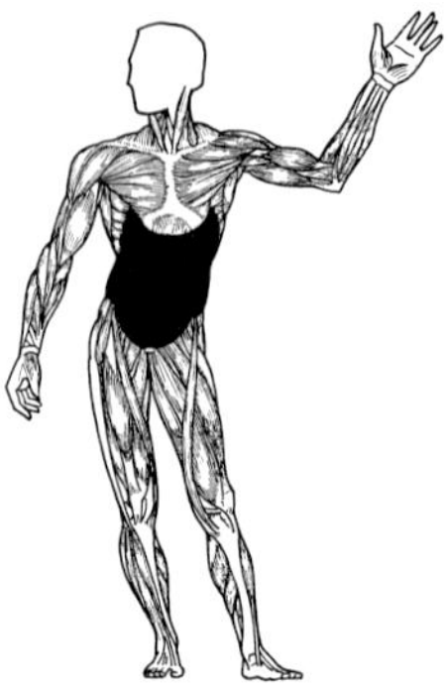

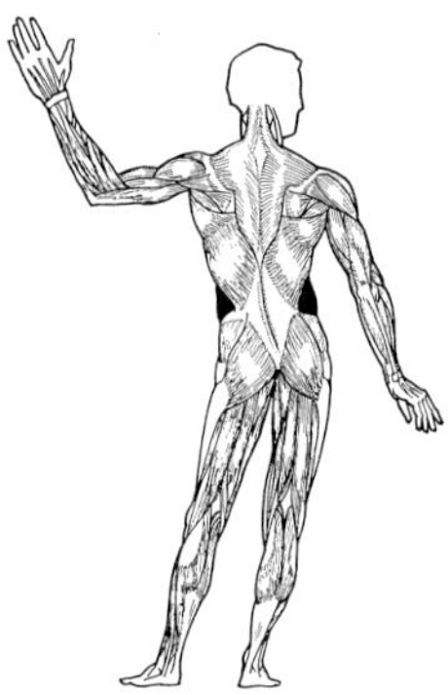

Übungsbeschreibung

1. In der Rückenlage mit zur Decke gestreckten Beinen legen Sie die Mitte des Thera-Bandes flächig über die Füße.
2. Fassen Sie die Enden des Thera-Bandes über Kreuz, und legen Sie Ihre Handrücken auf den Boden.
3. Drücken Sie die Füße gegen den Widerstand leicht nach außen.
4. Schieben Sie Ihre Fußsohlen in Richtung Decke.

Ergänzende Übungshinweise

– Diese Übung beansprucht funktionell den unteren Anteil der Bauchmuskulatur.
– Stellen Sie sich beim Heben des Beckens vor, Sie ließen Luft unter Ihr Gesäß strömen.
– Halten Sie das Becken für einige Sekunden in der Endstellung. Lassen Sie es langsam absinken.

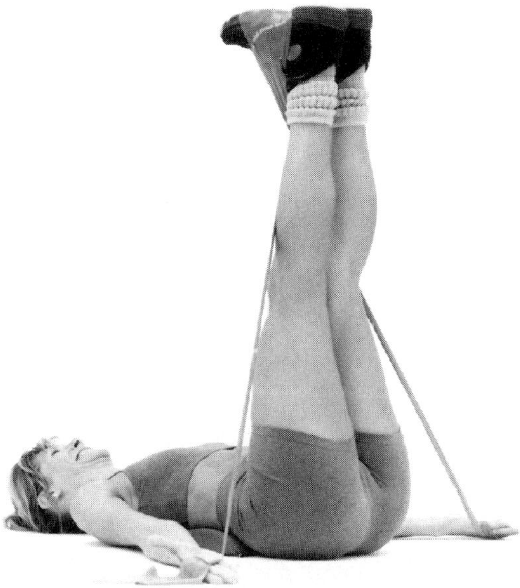

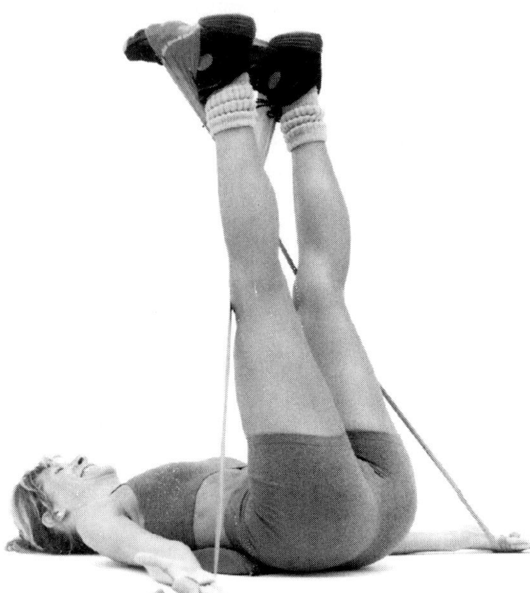

Bauch, Taille und Hüfte

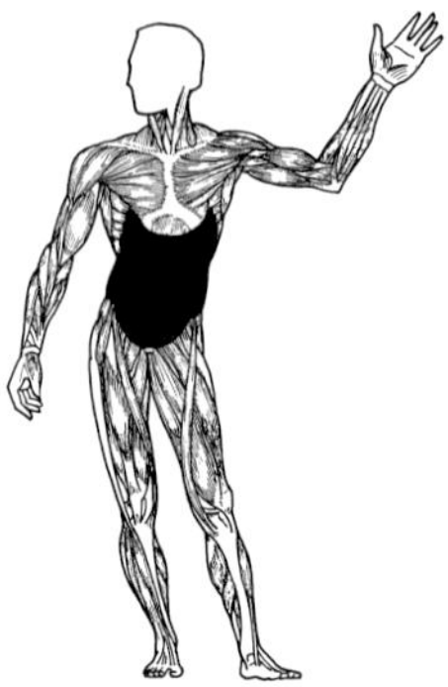

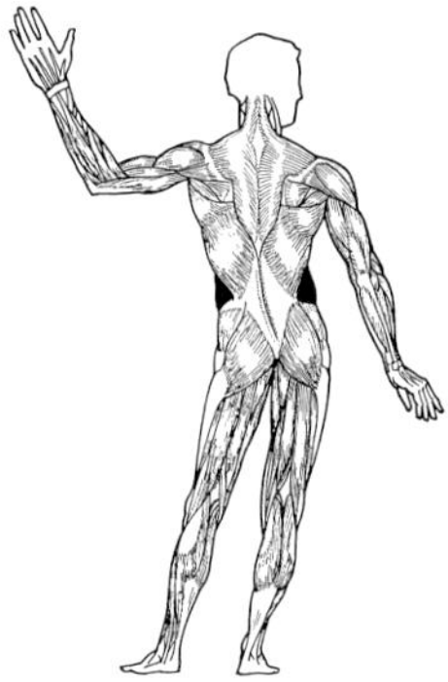

Übungsbeschreibung

1. Befestigen Sie das Thera-Band etwa 10 bis 20 Zentimeter über dem Boden an einer Tür o. ä. Legen Sie sich in Rückenlage davor.
2. Stemmen Sie die Fersen leicht in den Boden, ziehen Sie die Zehen heran, und stellen Sie eine leichte Spannung des Thera-Bandes her.
3. Ziehen Sie das Thera-Band nach vorne. Führen Sie das Band anschließend wieder langsam zurück.

Variation

– Heben Sie beim Nachvorneziehen zusätzlich den Kopf und die Schultern leicht an.

Ergänzende Übungshinweise

– Halten Sie Ihren Kopf in Verlängerung Ihrer Wirbelsäule.
– Halten Sie die Endposition für einige Sekunden.

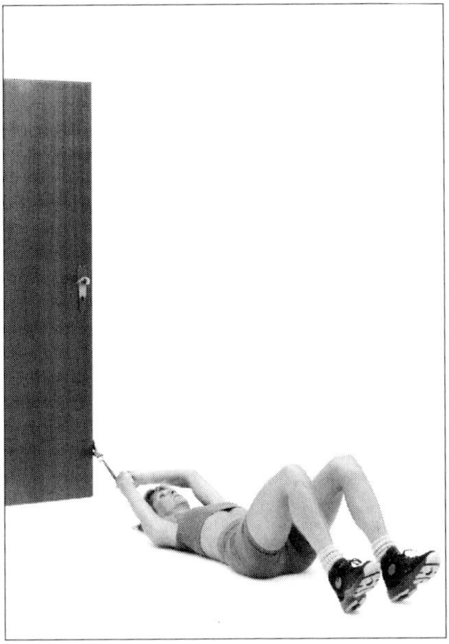

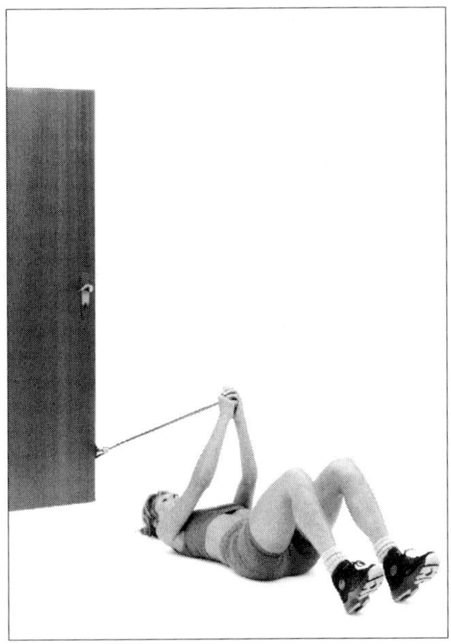

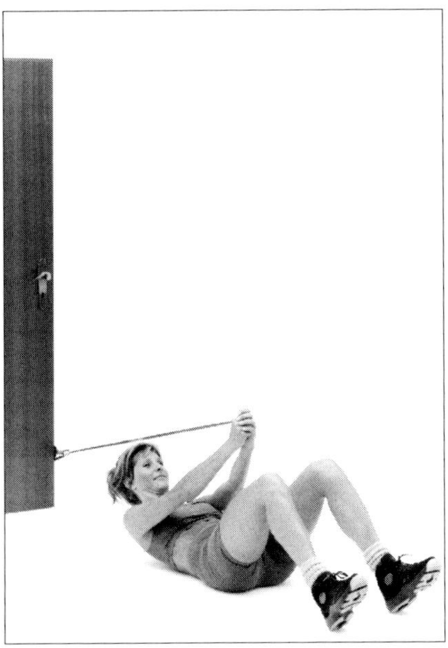

Bauch, Taille und Hüfte

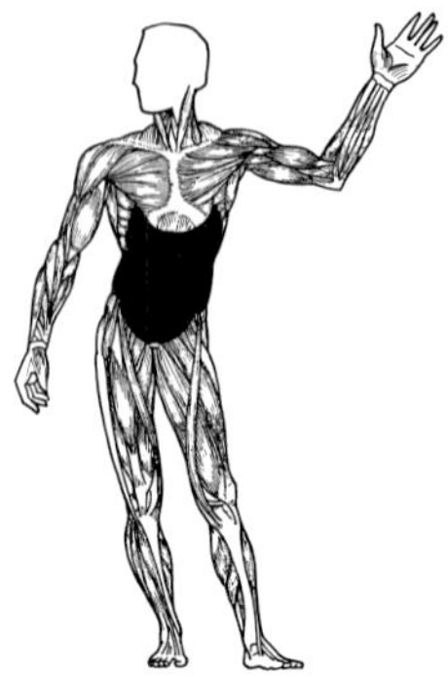

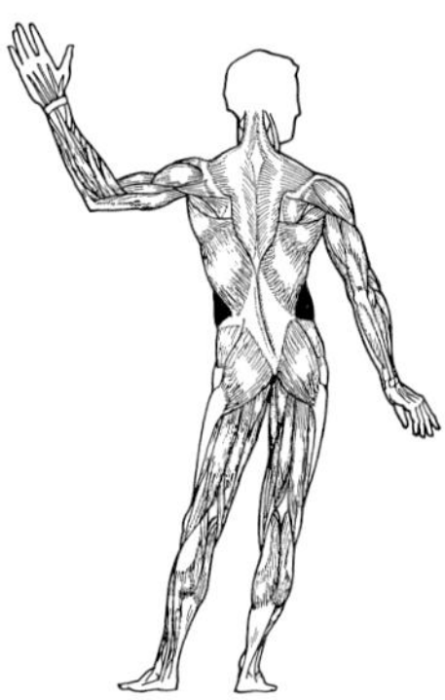

Übungsbeschreibung

1. Befestigen Sie das Thera-Band in etwa 10 bis 20 Zentimeter über dem Boden an einer Tür o. ä.
2. Fassen Sie das Thera-Band und beugen Sie die Arme. Die Hände stützen seitlich Ihren Kopf.
3. Ziehen Sie die Knie zu sich heran. Zur Intensivierung heben Sie zusätzlich den Oberkörper an.
4. Bewegen Sie die Knie wieder so weit zurück, bis die Oberschenkel senkrecht stehen.

Variation

– Ziehen Sie die Knie nach rechts und links.

Ergänzende Übungshinweise

– Halten Sie die Knie zusammen.

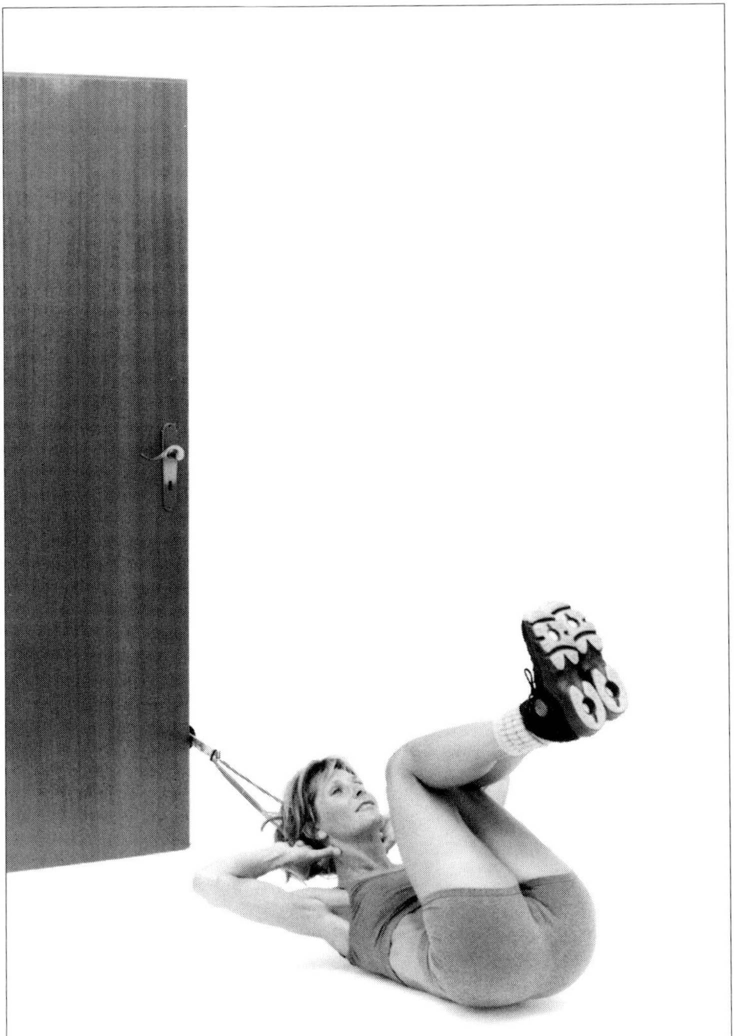

Bauch, Taille, Hüfte und unterer Rücken

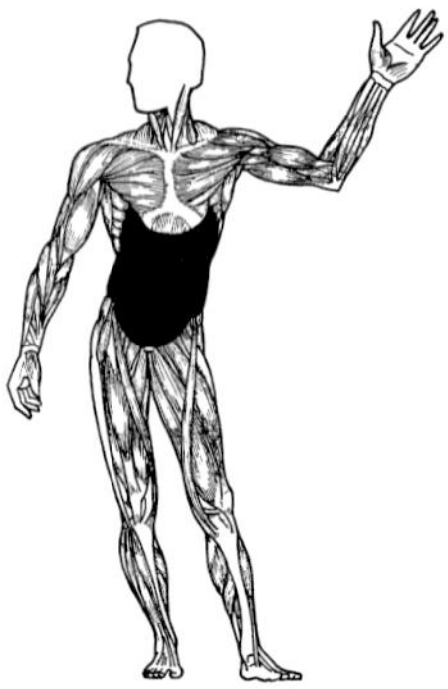

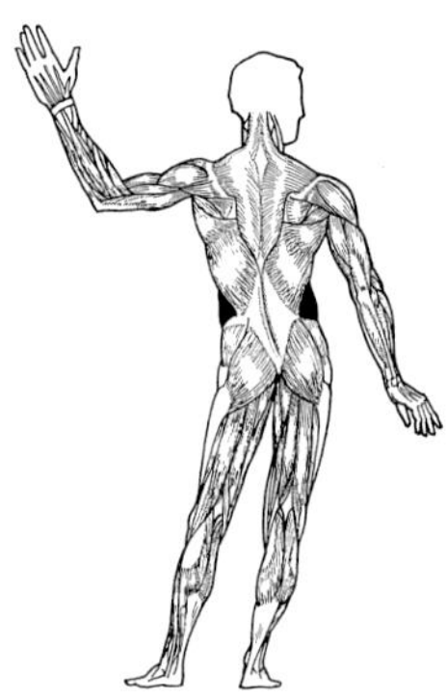

Übungsbeschreibung

1. Befestigen Sie das Thera-Band in etwa 10 bis 20 Zentimeter über dem Boden an einer Tür o. ä. Legen Sie sich senkrecht zum Thera-Band auf den Boden.
2. Drücken Sie die Handrücken in den Boden.
3. Drehen Sie die Unterschenkel nach außen.

Ergänzende Übungshinweise

– Lassen Sie das Becken am Boden.
– Zur Intensivierung können Sie den Kopf leicht anheben.
– Bei Knieproblemen fixieren Sie das Band möglichst direkt unterhalb des Kniegelenks.

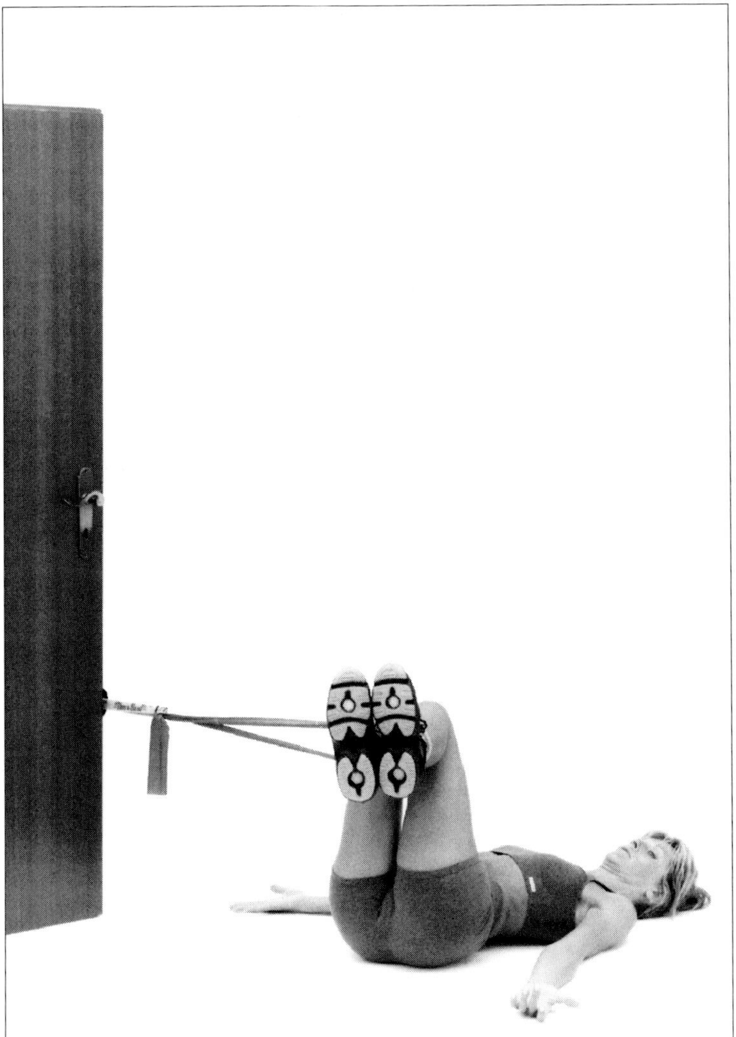

Bauch und Taille

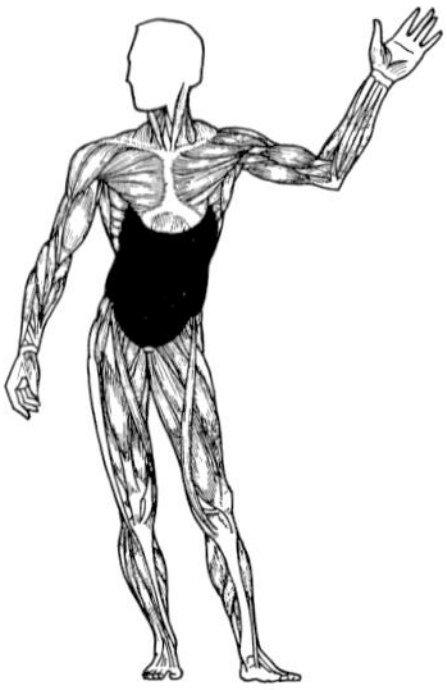

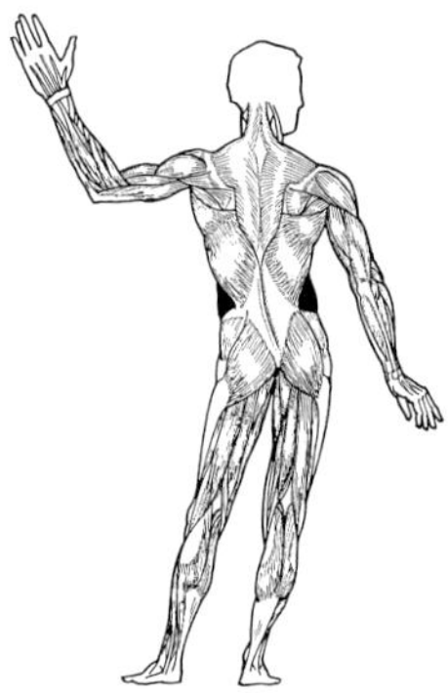

Übungsbeschreibung

1. Befestigen Sie das Thera-Band etwa auf Brusthöhe an einer Tür o. ä. Stehen Sie senkrecht zum Band, und halten Sie es vor Ihrer Brust.
2. Drehen Sie den Oberkörper nach rechts und nach links.

Variation

– Ziehen sie das Thera-Band mit gestreckten Armen vor Ihrem Körper vorbei.

Ergänzende Übungshinweise

– Die Hüfte bleibt in ihrer Position fixiert und macht die Bewegung des Oberkörpers nicht mit.
– Durch kurzes Halten in der Endposition und langsames Zurückführen in die Ausgangsposition können Sie die Trainingsintensität steigern.
– Zusätzliche kleine Bewegungsausschläge in der Endposition führen zu einer besseren Stabilisierung.

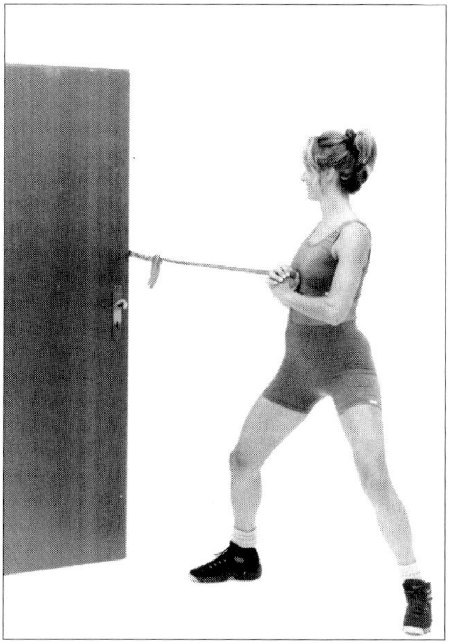

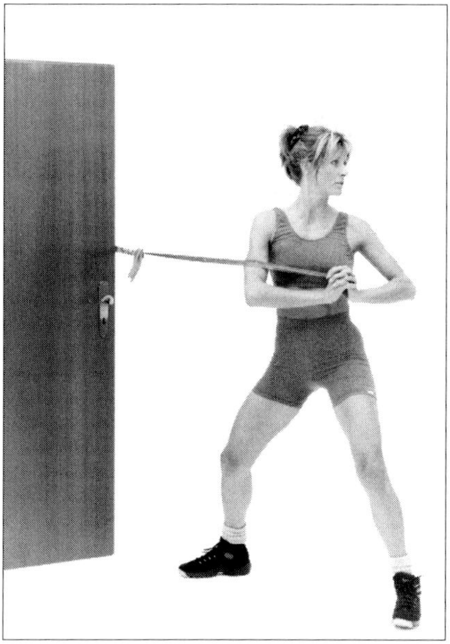

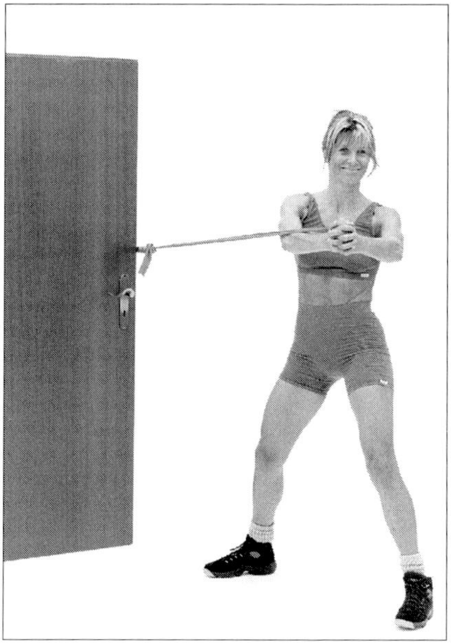

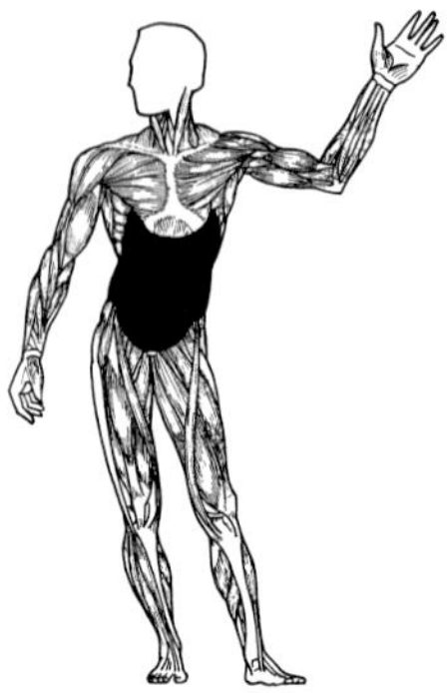

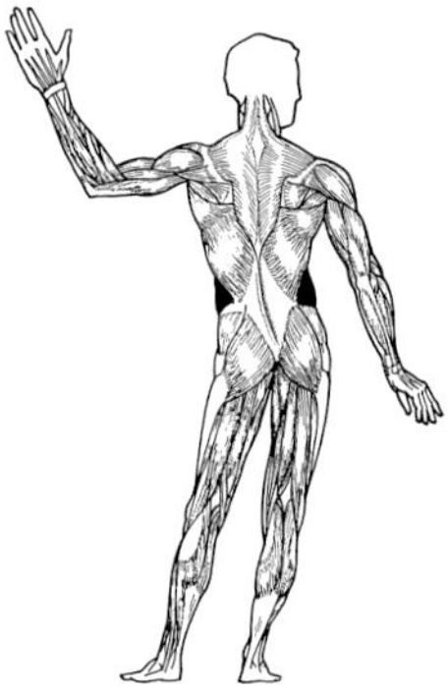

Übungsbeschreibung

1. Befestigen Sie das Thera-Band ein Stück über dem Kopf an einer Tür o. ä. Halten Sie das Thera-Band mit beiden Händen oberhalb Ihres Kopfes.
2. Ziehen Sie über dem Kopf die Arme nach vorne, und bewegen Sie dabei den ganzen Oberkörper leicht nach vorne.
3. Gehen Sie wieder langsam in die Ausgangsstellung zurück.

Variation

– Führen Sie die Arme über dem Kopf in kleinen Bewegungen wechselseitig nach vorne und nach hinten.

Ergänzende Übungshinweise

– Vermeiden Sie in der Ausgangsstellung eine Hohlkreuzstellung.
– Sie können diese Übung auch im Sitzen durchführen.
– Bei dieser Übung kräftigen Sie die Bauchmuskulatur in ihrer alltäglichen Funktion.

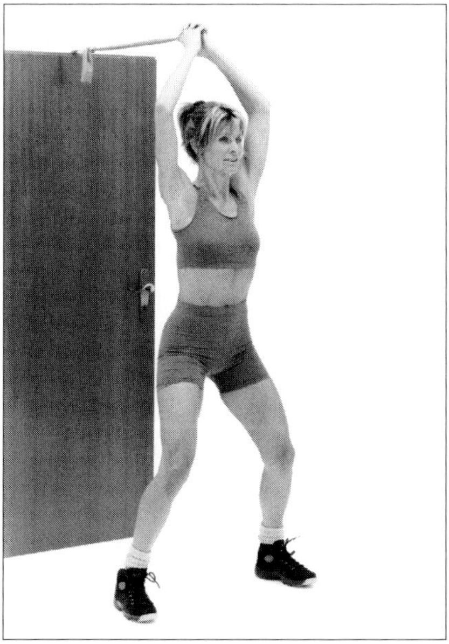

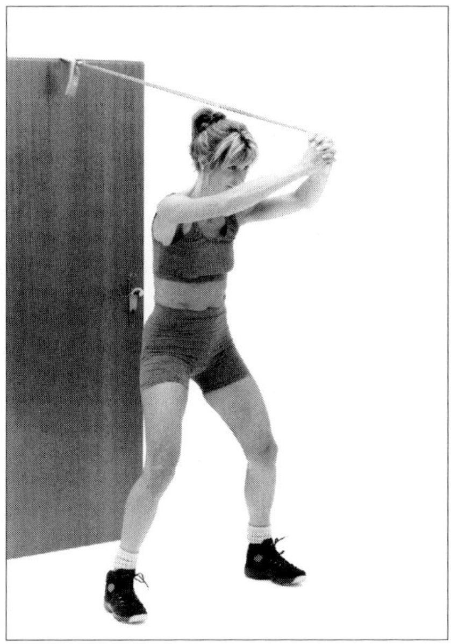

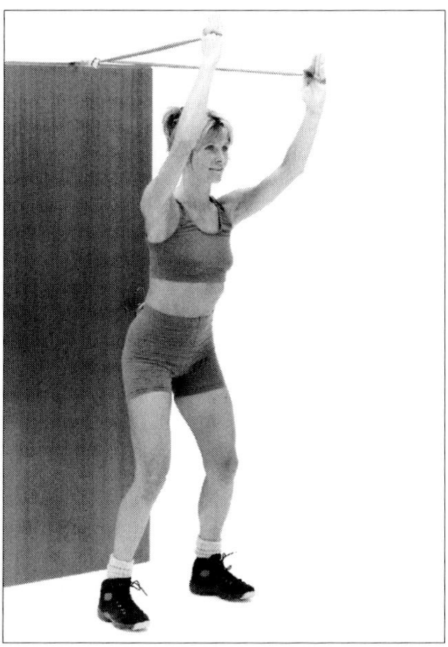

Bauch, Taille und Brust

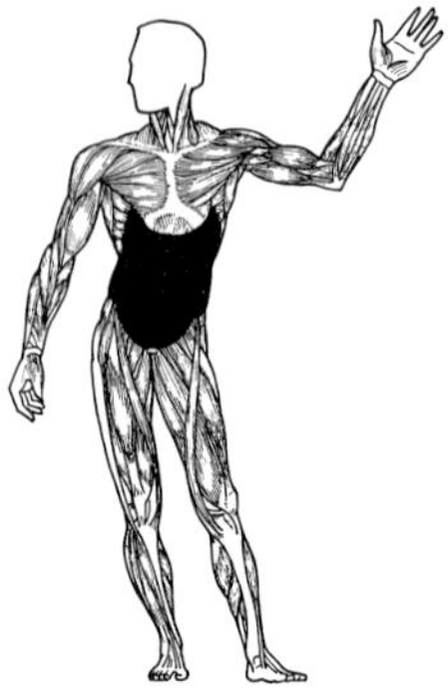

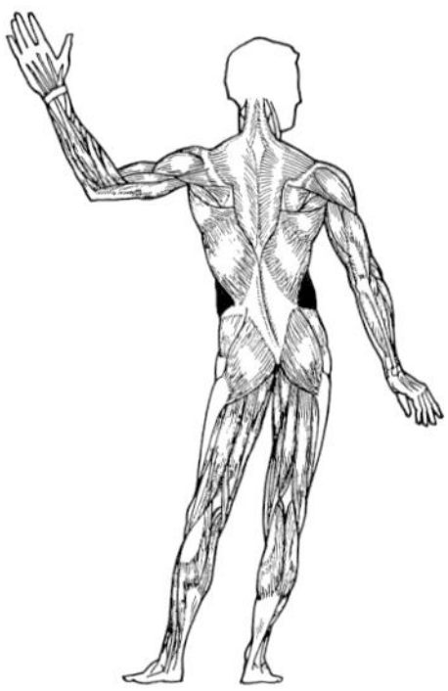

Übungsbeschreibung

1. Befestigen Sie das Thera-Band am oberen Rand einer Tür o. ä. Knien (sitzen) Sie seitlich zum Thera-Band.
2. Ziehen Sie das Thera-Band bis zu Ihrem Knie.
3. Schauen Sie während der Übungsausführung Ihren Händen nach.
4. Bewegen Sie sich langsam wieder in die Ausgangsposition zurück.

Variation

– Ziehen Sie das Band in frontaler Stellung von oben nach unten.

Ergänzende Übungshinweise

– Durch kurzes Halten in der Endposition und langsames Zurückführen in die Ausgangsposition kann die Trainingsintensität gesteigert werden.
– Zusätzliche kleine Bewegungsausschläge in der Endposition führen zu einer besseren Stabilisierung.

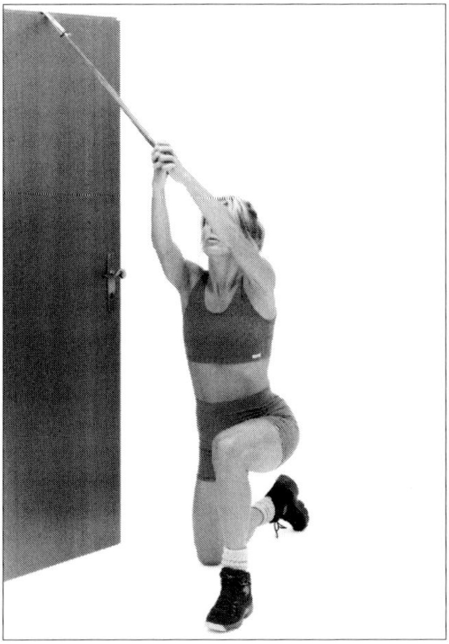

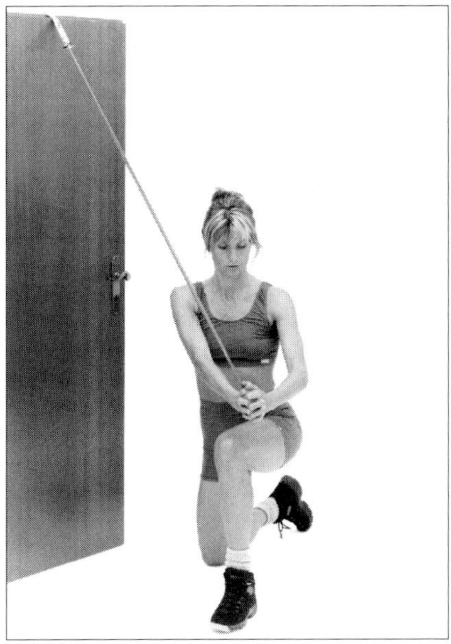

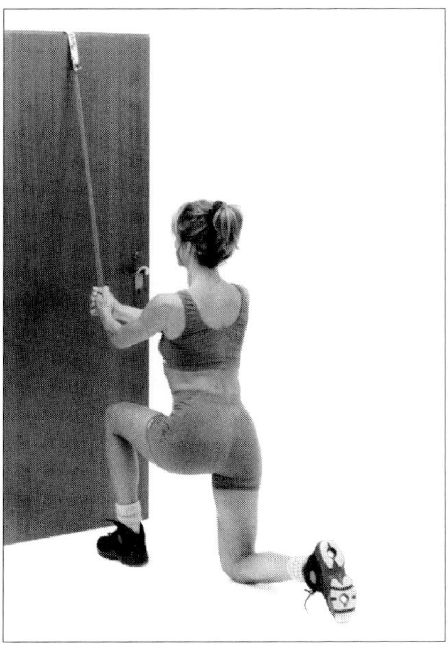

Taille, Bauch und unterer Rücken

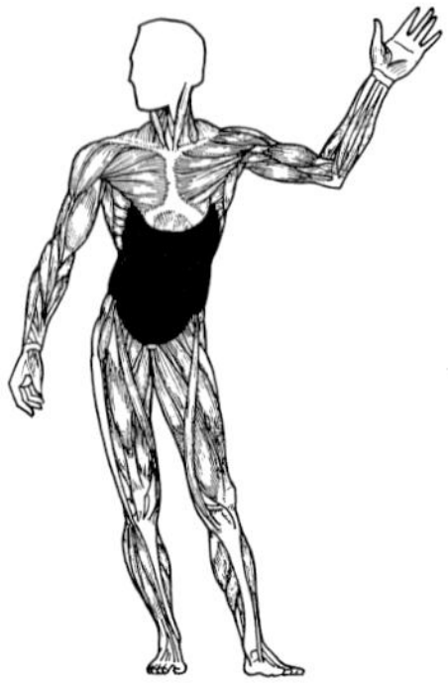

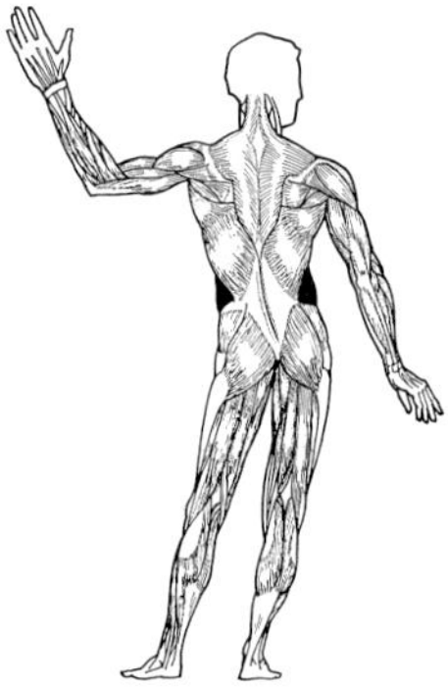

Übungsbeschreibung

1. Neigen Sie aus der Grätschstellung den Oberkörper zur Seite, und umfassen Sie das Thera-Band nahe am Fuß.
2. Bewegen Sie den Oberkörper zur anderen Seite.

Variation

– Halten Sie das über dem Kopf an einer Tür o. ä. befestigte Band über dem Kopf, und neigen Sie den Oberkörper zur Seite.

Ergänzende Übungshinweise

– Halten Sie durch das Anspannen der Bauch- und Gesäßmuskulatur das Becken stabil.

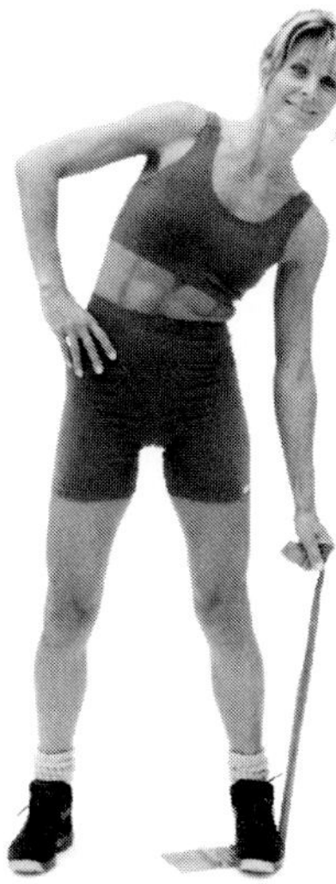

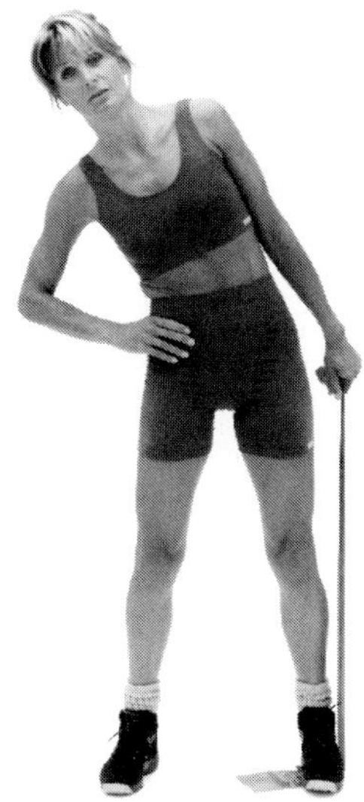

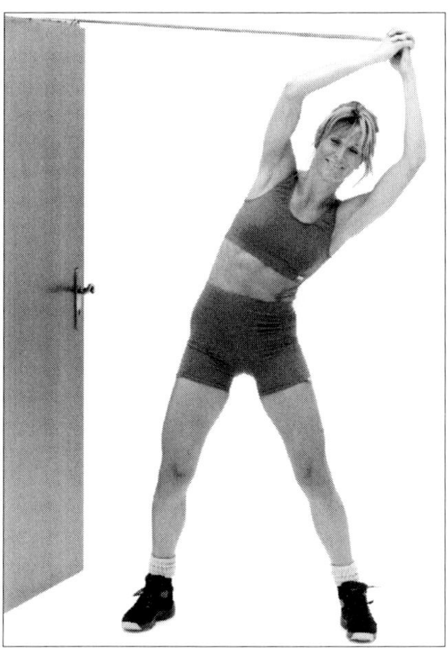

Bauch, Taille und Hüfte

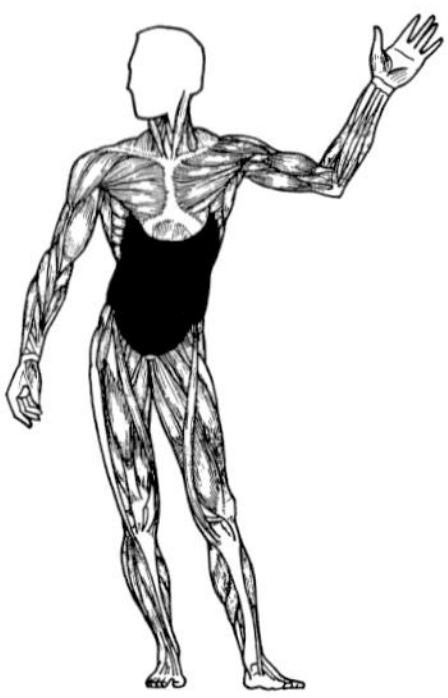

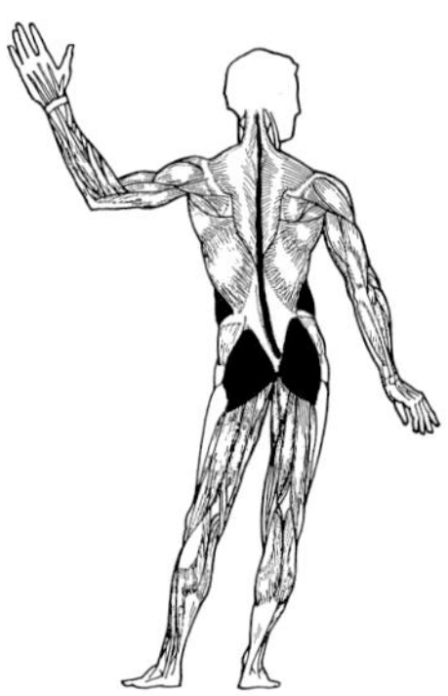

Übungsbeschreibung

1. Befestigen Sie das Thera-Band etwa auf Hüfthöhe an einer Tür o. ä. Legen Sie das Thera-Band um Ihre Hüfte, und fassen Sie die Enden.
2. Drehen Sie die umwickelte Hüftseite nach hinten. Drehen Sie dabei locker auf der Ferse des inneren Beins mit.

Variation

– Nehmen Sie zusätzlich das innere Bein nach hinten.

Ergänzende Übungshinweise

– Das innere Bein ist das Spielbein, das äußere das Standbein.
– Führen Sie die Übung langsam und kontrolliert aus.
– Ihr Oberkörper bleibt weitgehend stabil.

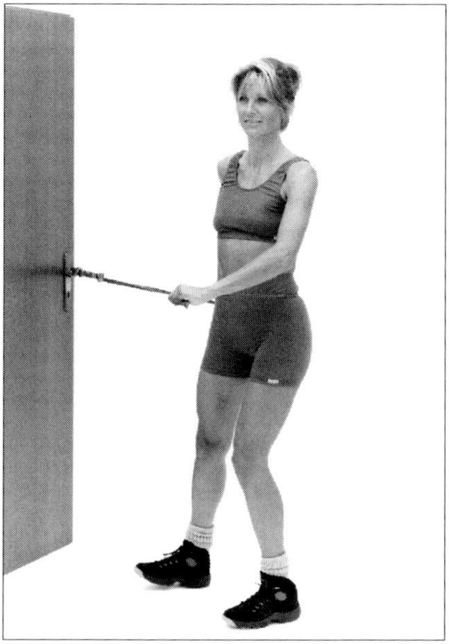

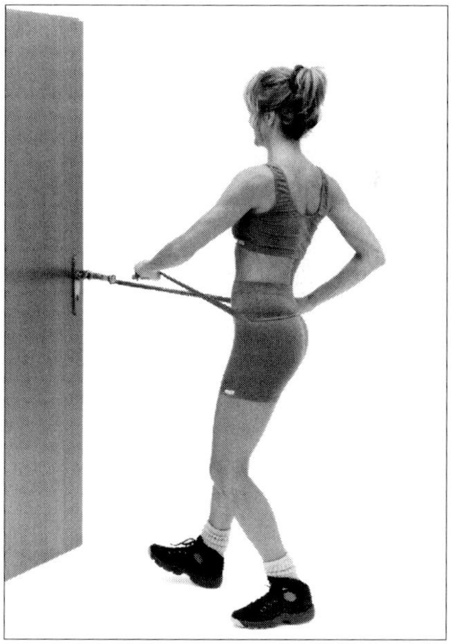

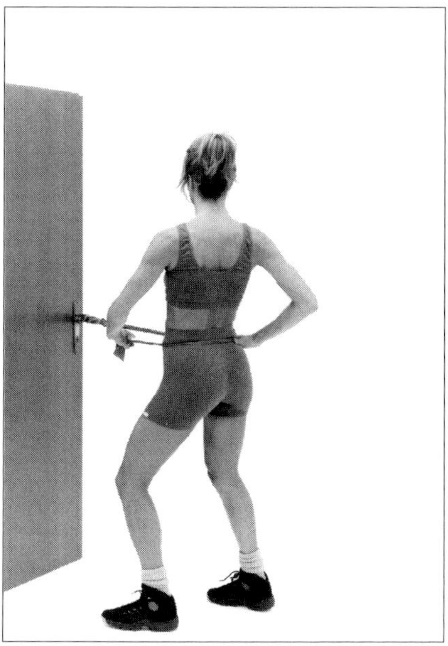

Bauch, Taille, Hüfte und Schultergürtel

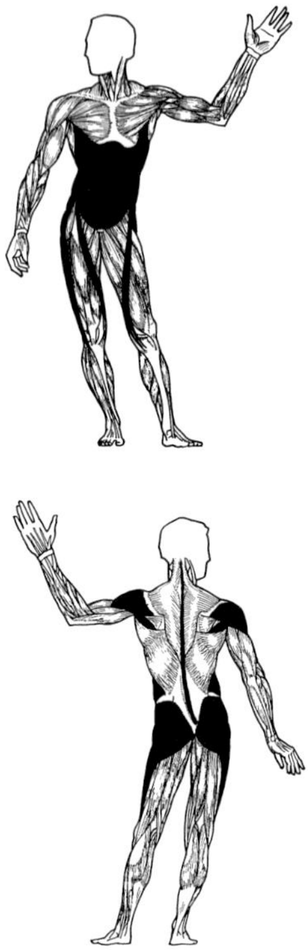

Übungsbeschreibung

1. In der Seitenlage umwickeln Sie mit der Thera-Band-Schlinge die Oberschenkel. Stützen Sie sich auf dem Unterarm ab. Der Ellenbogen befindet sich unter dem Schultergelenk.
2. Heben Sie das Gesäß, bis der Körper eine Linie bildet.
3. Spreizen Sie das obere Bein ab, und führen Sie es wieder heran.

Variation

– Beim Heben der Hüfte spreizen Sie zusätzlich das obere Bein ab. Danach senken Sie das Bein und die Hüfte wieder.

Ergänzender Übungshinweis

– Halten Sie die Oberschenkel in Verlängerung zum Oberkörper, die Unterschenkel winkeln Sie rechtwinklig an.

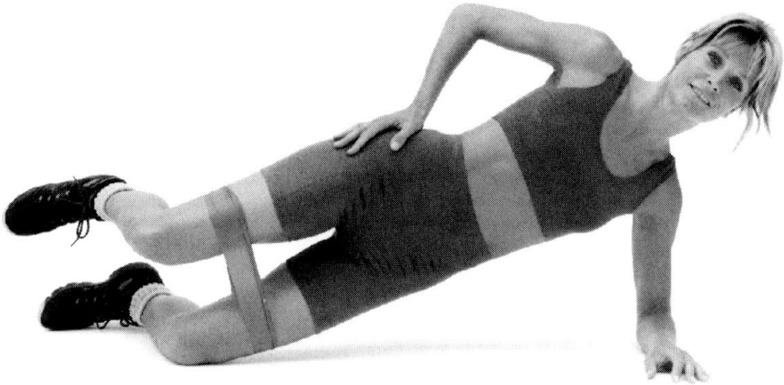

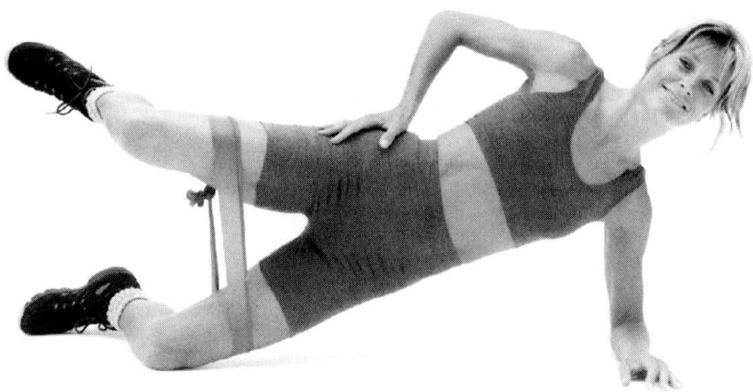

Bauch, Brust, Schulter und Rücken

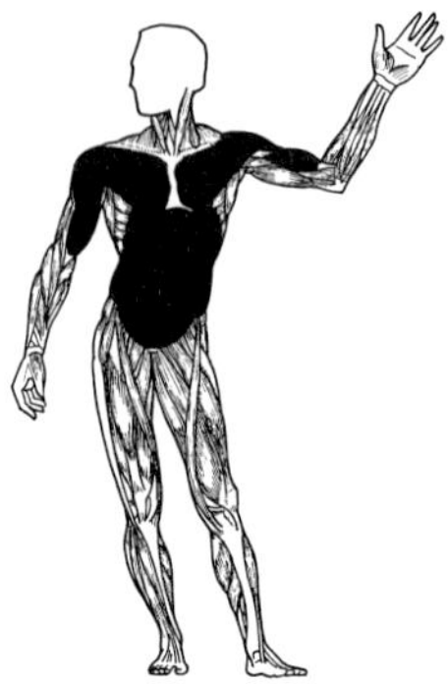

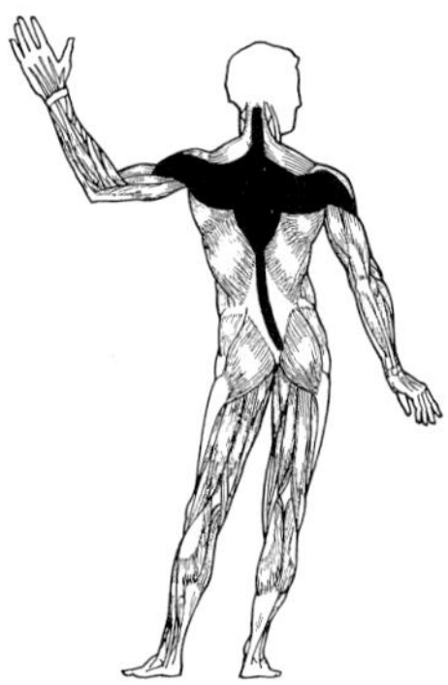

Übungsbeschreibung

1. Sie stützen sich auf Knie und Ellenbogen. Halten Sie das vorgedehnte Thera-Band in beiden Händen. Spannen Sie die Rumpfmuskulatur an, lassen Sie dabei den Rücken gerade.
2. Ziehen Sie das Thera-Band auseinander.
3. Heben Sie die Knie einen Zentimeter vom Boden ab.

Variationen

- Gehen Sie mit den Füßen auf der Stelle.
- Gehen Sie mit den Füßen nach rechts und nach links, nach vorne und nach hinten.

Ergänzende Übungshinweise

- Stabilisieren Sie Ihren Körper während der ganzen Übung durch Körperspannung.
- Halten Sie den Kopf in Verlängerung der Wirbelsäule. Blicken Sie zum Boden.

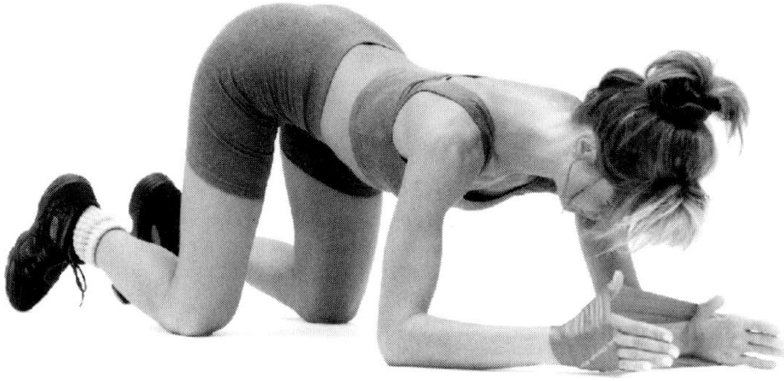

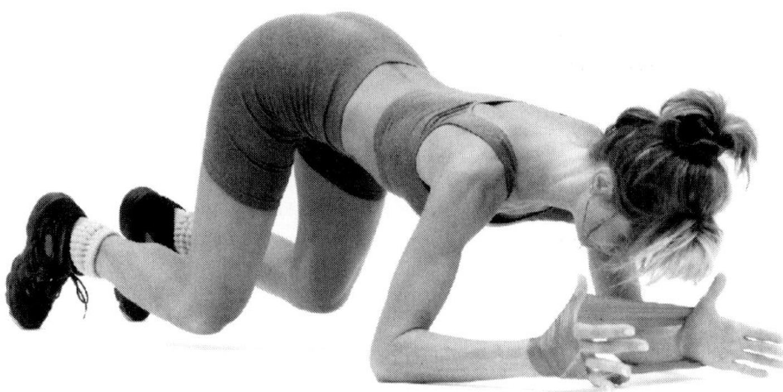

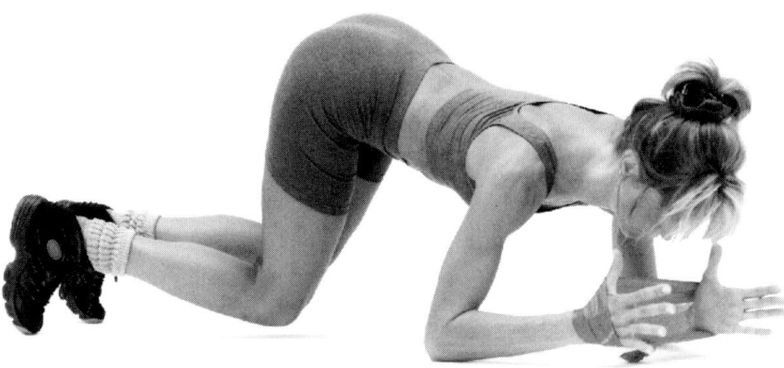

Taille, Brust, Schulter, Arme und Rücken

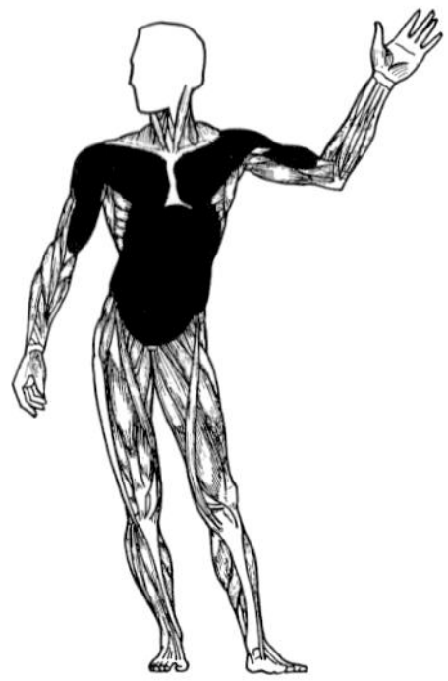

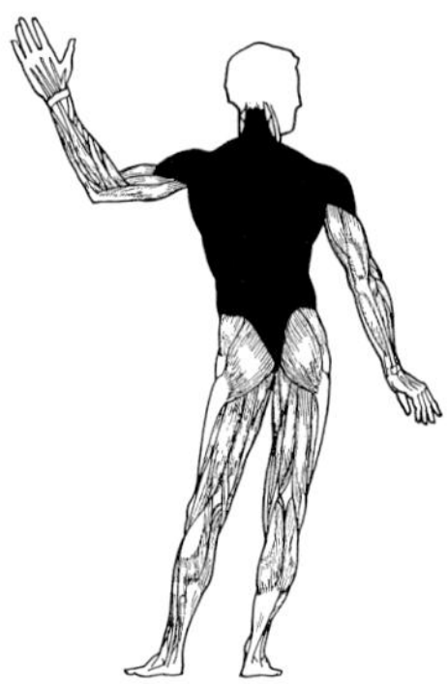

Übungsbeschreibung

1. In der Grätschstellung umfassen Sie das Thera-Band nahe Ihrem Knie.
2. Ziehen Sie das Thera-Band vom Fuß weg nach oben zur anderen Seite. Strecken Sie Ihren ganzen Körper, und schauen Sie während der Übungsausführung den Händen nach.
3. Bewegen Sie sich langsam wieder in die Ausgangsposition zurück.

Ergänzende Übungshinweise

– Durch die Komplexität der Übung wird die Rumpf-, besonders die Aufrichtemuskulatur, auf anspruchsvolle Weise trainiert.
– Nehmen Sie das Thera-Band in Ihre gefalteten Fäuste, die Arme sind gestreckt.
– Achten Sie auf eine kontrollierte Bewegungsführung.
– Sie können das Band auch unten an einer Tür befestigen.

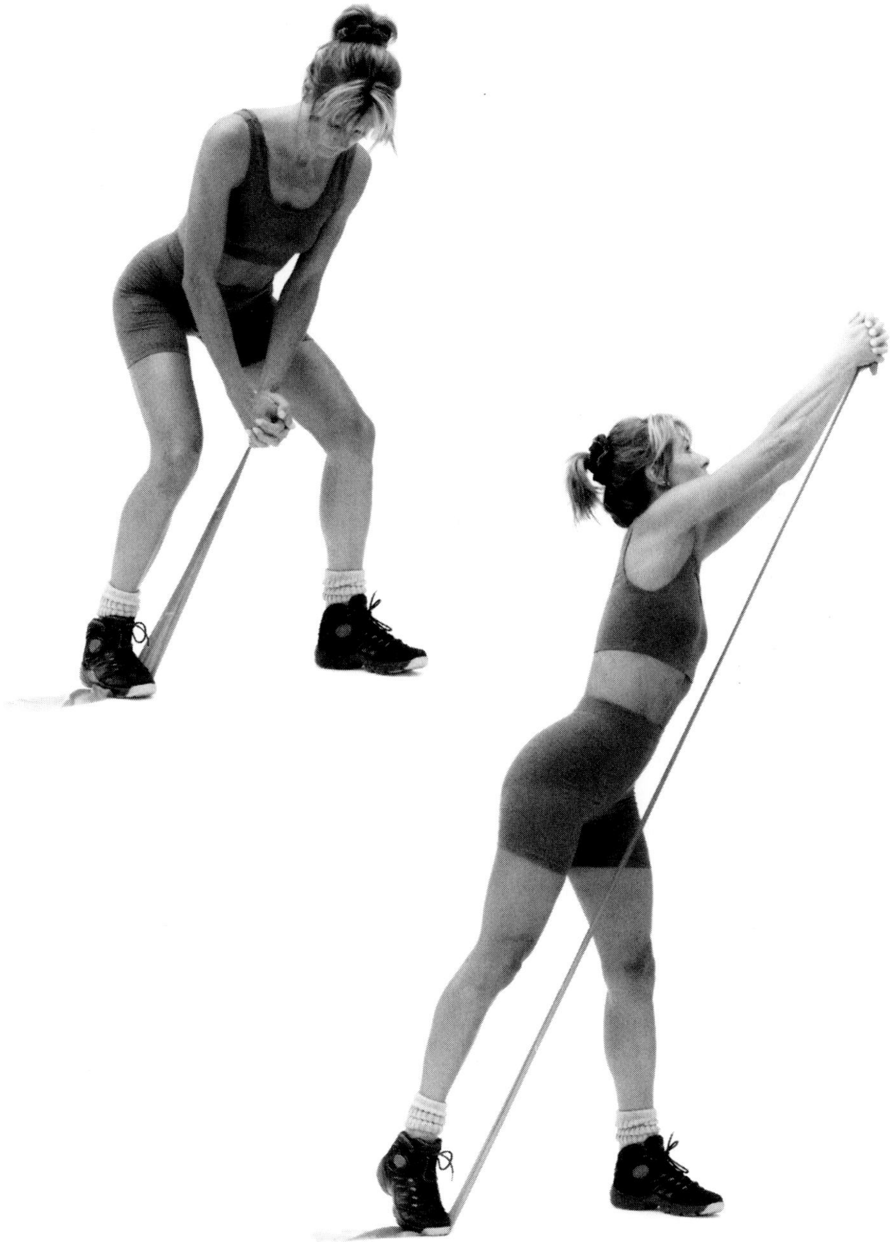

Po und Beine

Die Bein- und Gesäßmuskeln tragen den Menschen tagein, tagaus durch den Alltag und sind somit unabdingbar für die tägliche aufrechte Fortbewegung. Deshalb sind sie auch die größten und normalerweise die bestentwickelten Muskeln. Sie stabilisieren die Sprung-, Knie- und Hüftgelenke und verhindern somit ungewolltes Einknicken, ermöglichen die aufrechte Haltung des Rumpfes in der Fortbewegung und die Aufrichtung aus Hock- und Sitzpositionen. Unzureichend trainierte Bein- und Gesäßmuskeln führen zu Unsicherheiten im Alltag, machen einfache Handlungen zu schwierigen Balanceakten und können aufgrund von Veränderungen der Gelenkbelastung einen Teufelskreis von Überlastung, Schmerz und Fehlstatik einleiten.

Zudem wird dadurch eine Problematik unterstützt, von der etwa 80 Prozent aller Frauen betroffen sind: Cellulitis. Es handelt sich dabei um eine Störung des Stoffwechsels, die als dellen- und grübchenartige Verformung der Haut, besonders an Oberschenkeln, Hüften und Gesäß, sichtbar wird. Da es sich bei dieser Orangenhaut um nichts anderes als um Fettablagerungen handelt, ist neben gezielter Ernährung, Streßbewältigung und Hauttraining vor allem sportliche Bewegung das Mittel der Wahl. Leider ist dieses Fettgewebe etwas hartnäckiger, nicht zuletzt deshalb, weil der Unterkörper mehr davon speichert. Wenn Sie daran also wirklich etwas ändern wollen, sollten Sie sich darüber im klaren sein, daß regelmäßiges und dauerhaftes Üben notwendig ist – Kurzattacken sind Frustattacken.

Po, hinterer Oberschenkel und unterer Rücken

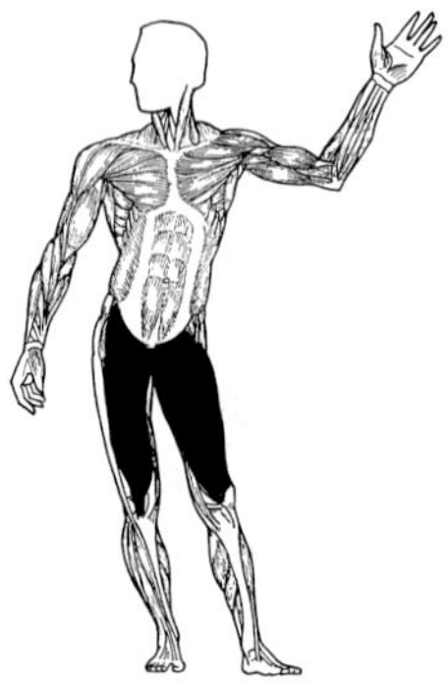

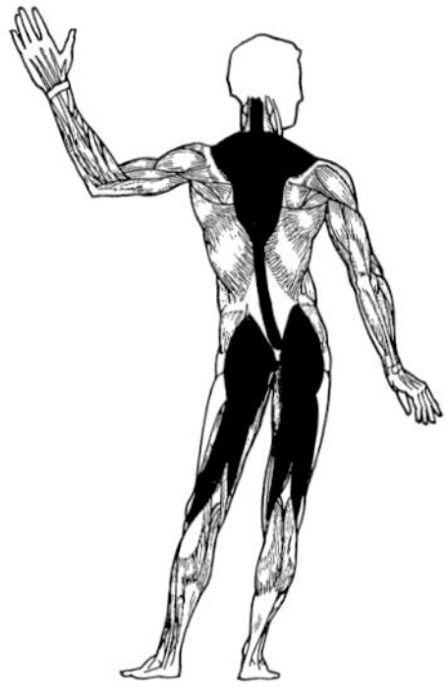

Übungsbeschreibung

1. Stellen Sie in Rückenlage beide Beine an. Umwickeln Sie mit dem Thera-Band Ihre Hüfte von unten nach oben.
2. Greifen Sie die Enden des Bandes, und legen Sie die Arme mit dem Handrücken nach unten neben den Körper.
3. Heben Sie das Becken, bis Oberkörper und Oberschenkel eine Linie bilden.
4. Senken und heben Sie wechselweise das Becken.

Ergänzende Übungshinweise

- Achten Sie darauf, daß Sie die gerade Körperlinie erreichen, ohne die Wirbelsäule zu überstrecken.
- Halten Sie das Becken immer über der Unterlage, nicht ablegen!
- Verändern Sie die Bewegungsausschläge. Führen Sie in der Endstellung kleine Bewegungen durch.

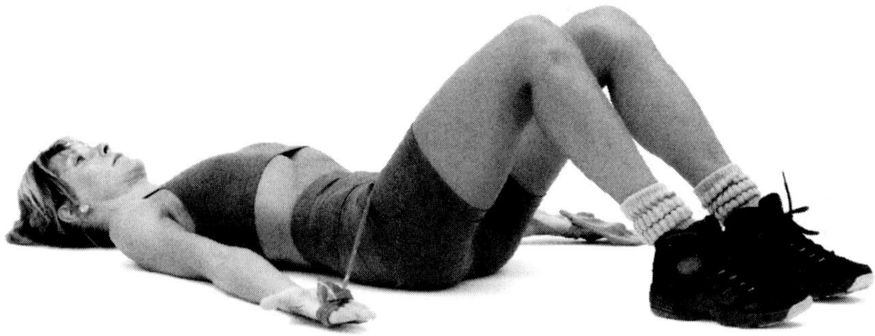

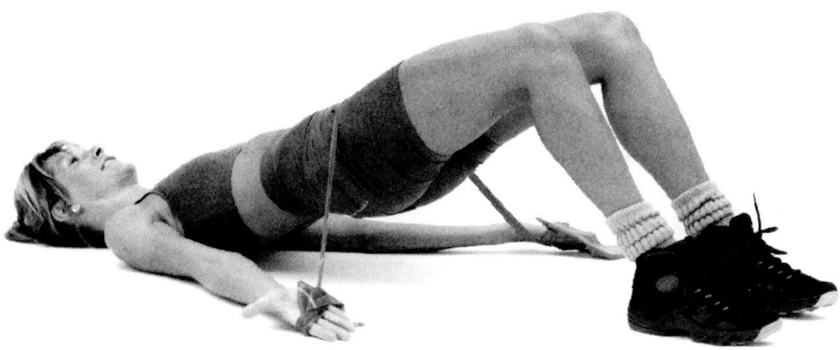

Po, hinterer Oberschenkel und unterer Rücken

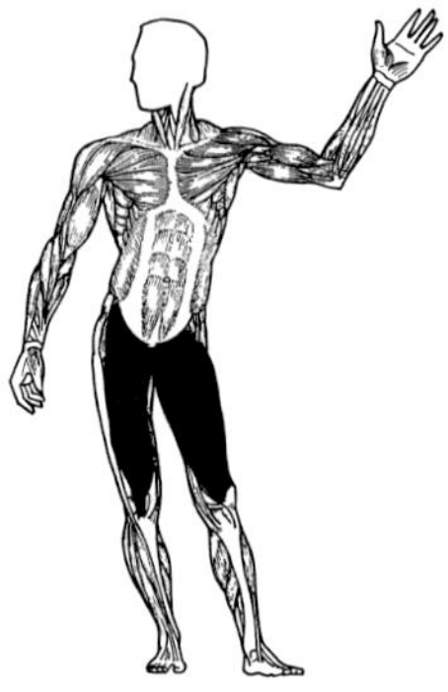

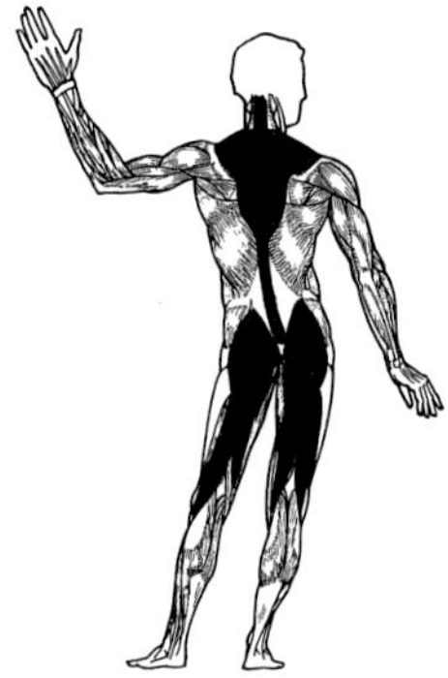

Übungsbeschreibung

1. Legen Sie in der Rückenlage die Mitte des Thera-Bandes breitflächig über das angewinkelte Knie.
2. Greifen Sie die Enden des Bandes, und legen Sie die Arme mit dem Handrücken nach unten neben den Körper.
3. Heben Sie das Becken, bis Oberkörper und Oberschenkel des Stützbeins eine Linie bilden.
4. Senken und heben Sie wechselweise das Becken.

Ergänzende Übungshinweise

- Halten Sie das angewinkelte Bein im 90-Grad-Winkel. Somit ist der untere Rückenbereich stabilisiert, und das Band rutscht nicht herunter.
- Verändern Sie die Bewegungsausschläge.

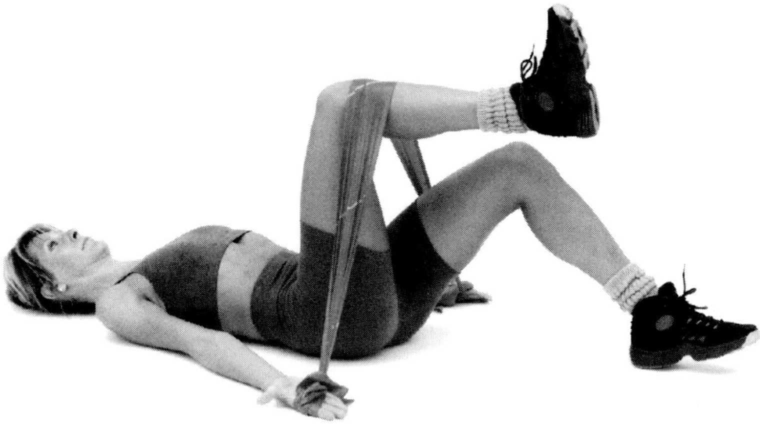

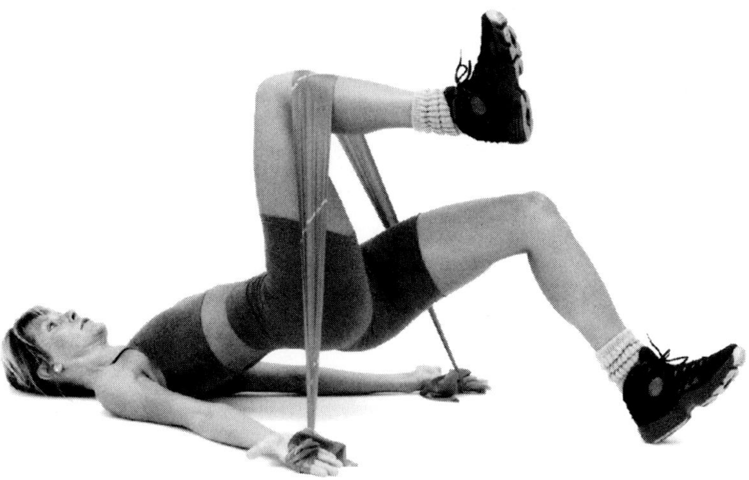

Po, hinterer Oberschenkel, Rücken und Schulter

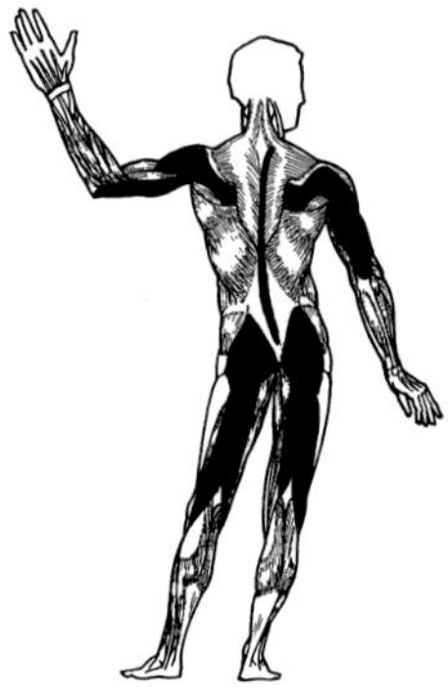

Übungsbeschreibung

1. Umwickeln Sie im Sitzen die Hüfte breitflächig mit dem Thera-Band, halten Sie die Enden des Bandes in Ihren Händen.
2. Ausgehend vom umgekehrten Vierfüßlerstand (Brücke), heben Sie Ihre Hüfte nach oben, bis Oberschenkel und Oberkörper eine Waagerechte bilden.

Ergänzende Übungshinweise

- Bei instabilen Schultergelenken wählen Sie eine andere Übung.
- Drücken Sie sich aus den Schultern nach oben.
- Verändern Sie die Bewegungsausschläge.

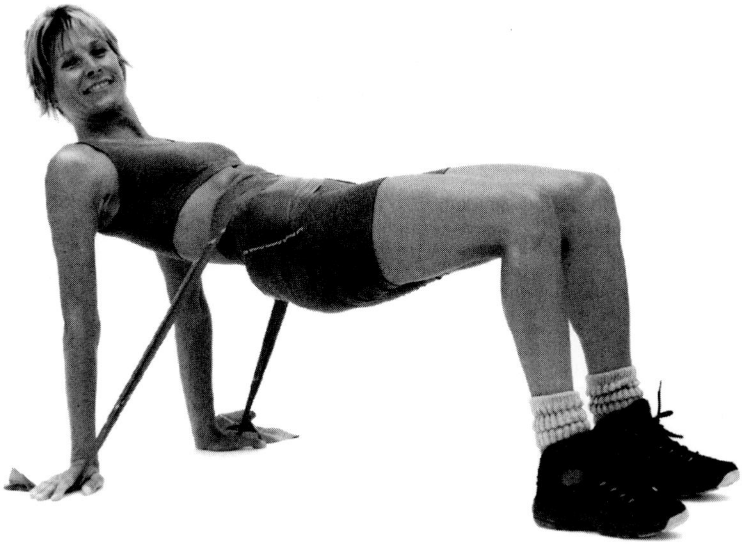

Po, Hüfte, hinterer Oberschenkel und Rücken

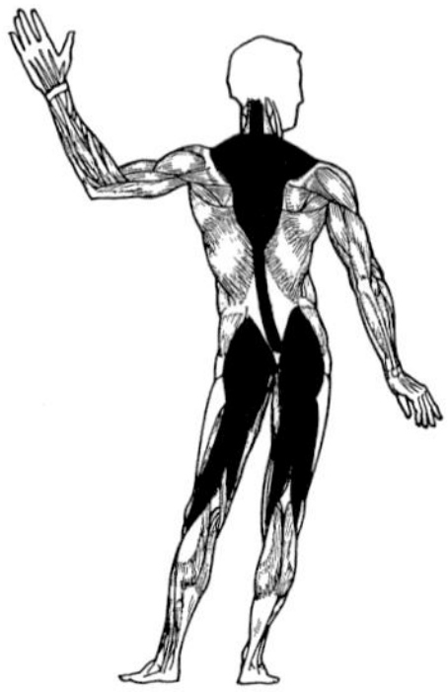

Übungsbeschreibung

1. Im Vierfüßlerstand wickeln Sie das Thera-Band um eine Fußsohle und greifen mit den Händen jeweils ein Ende des Thera-Bandes.
2. Strecken und beugen Sie wechselweise ein Bein.
3. Strecken Sie zusätzlich den diagonal gegenüberliegenden Arm nach vorne.

Variation

– Halten Sie statisch die Endposition, und heben Sie zusätzlich den Fuß des Stützbeins an.

Ergänzende Übungshinweise

– Achten Sie darauf, den Arm und das Bein nicht über die waagerechte Körperlinie zu führen.
– Halten Sie den Kopf in Verlängerung der Wirbelsäule.
– Atmen Sie beim Beugen aus, beim Strecken ein.

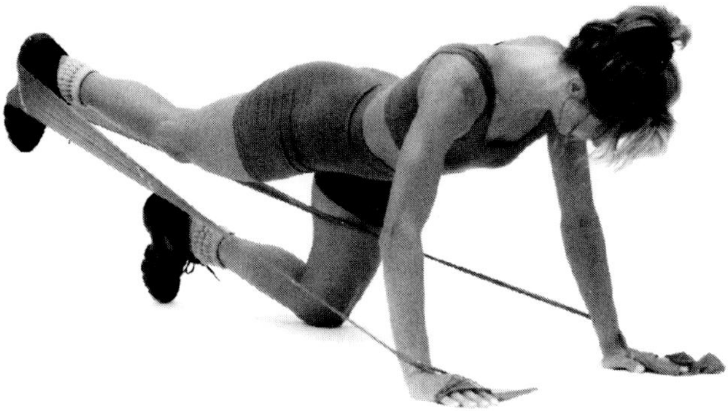

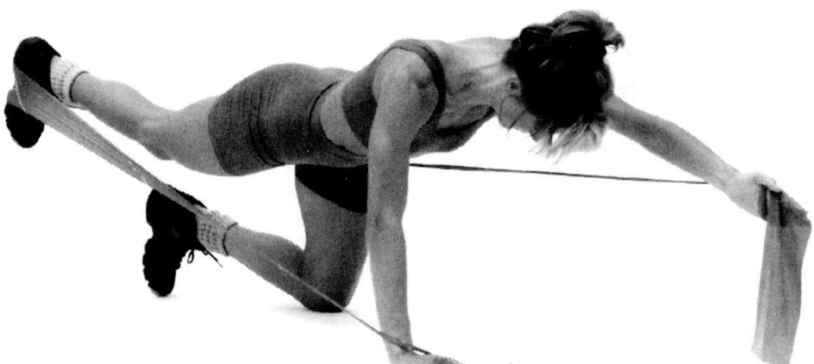

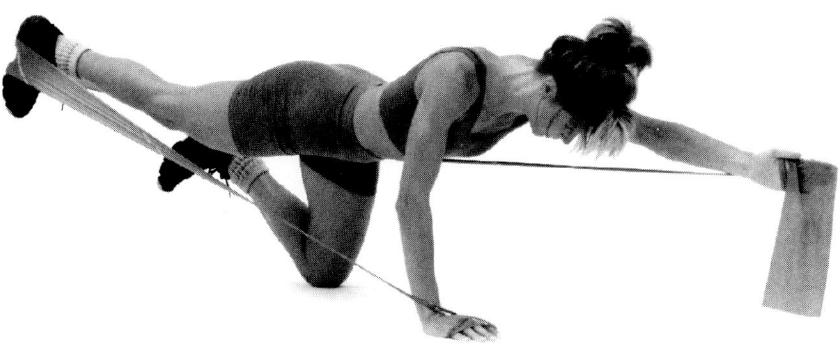

Po, Hüfte und hinterer Oberschenkel

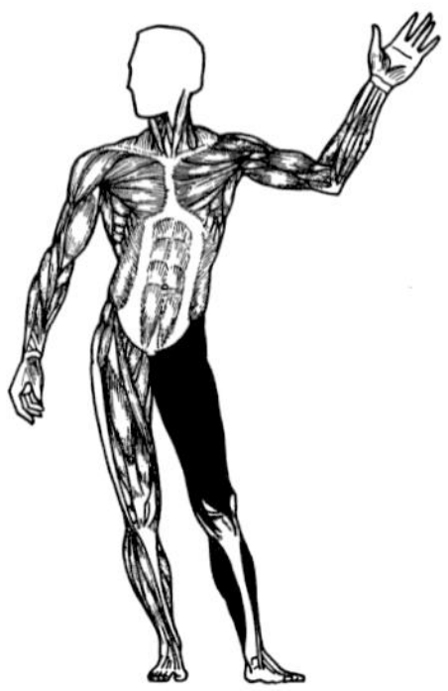

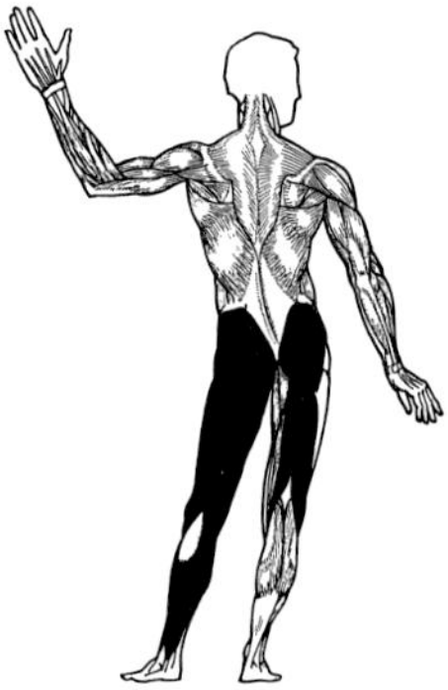

Übungsbeschreibung

1. Befestigen Sie das Thera-Band auf etwa 10 bis 20 cm Höhe an einer Tür o. ä. Stehen Sie frontal zur Tür und fixieren Sie das Thera-Band in einer Schlinge um Ihren Unterschenkel oberhalb des Sprunggelenkes.
2. Spannen Sie Ihre Rumpfmuskulatur an.
3. Führen Sie das Spielbein in der Thera-Band-Schlinge nach hinten.

Variation

– Umschlingen Sie beide Unterschenkel mit dem Thera-Band, und führen Sie ein Bein nach hinten.

Ergänzende Übungshinweise

– Achten Sie darauf, daß Sie bei der Beinbewegung das Becken und die Lendenwirbelsäule muskulär sichern (kein Hohlkreuz). Kontrollieren Sie die Stabilisation mit Ihren Händen.
– Das Standbein ist leicht gebeugt. Die Muskulatur des Standbeines wird statisch mittrainiert.
– Bei Knieproblemen fixieren Sie das Band oberhalb des Kniegelenks.
– Wechseln Sie nach etwa 30 Sekunden das Bein.

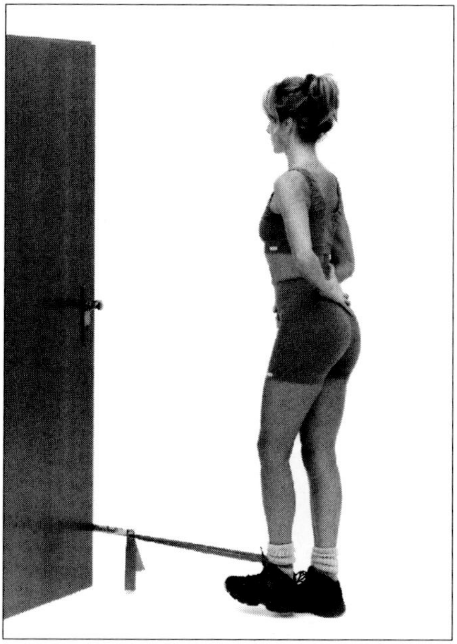

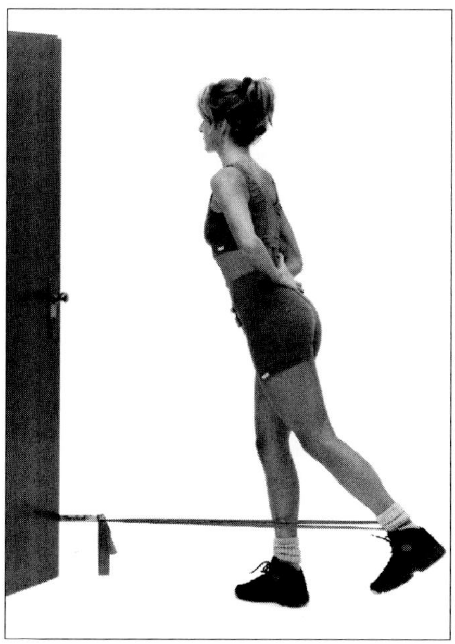

Hüfte und äußerer Oberschenkel

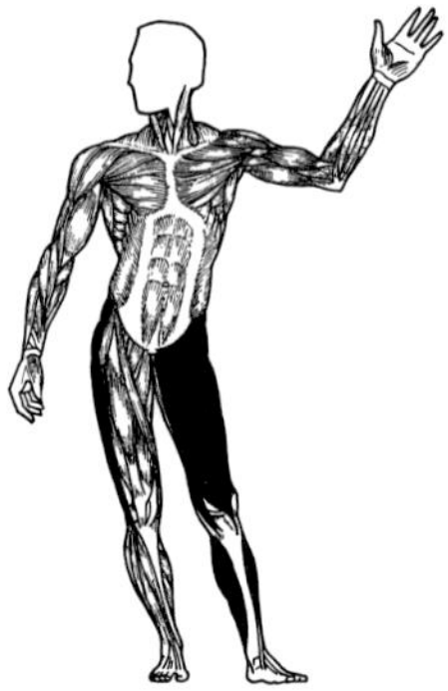

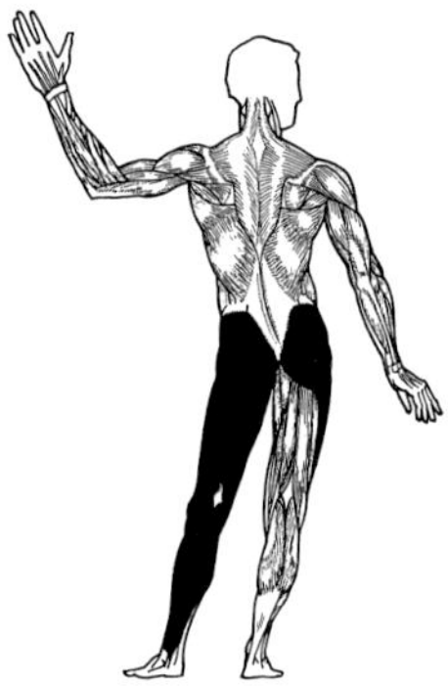

Übungsbeschreibung

1. Befestigen Sie das Thera-Band auf etwa 10 bis 20 cm Höhe an einer Tür o. ä. Stehen Sie seitlich zur Tür und fixieren Sie das Thera-Band in einer Schlinge um ihren Unterschenkel oberhalb des Sprunggelenkes.
2. Führen Sie das Spielbein über Kreuz an Ihrem Standbein vorbei nach außen und hinten.

Variation

– Umschlingen Sie beide Unterschenkel mit dem Thera-Band, und führen Sie ein Bein nach außen.

Ergänzende Übungshinweise

– Achten Sie darauf, daß Sie bei der Beinbewegung das Becken und die Lendenwirbelsäule muskulär sichern. Kontrollieren Sie die Stabilisation mit Ihren Händen.
– Das Standbein ist leicht gebeugt. Die Muskulatur des Standbeines wird statisch mittrainiert.
– Bei Knieproblemen fixieren Sie das Band oberhalb des Kniegelenks.
– Wechseln Sie nach etwa 30 Sekunden das Bein.

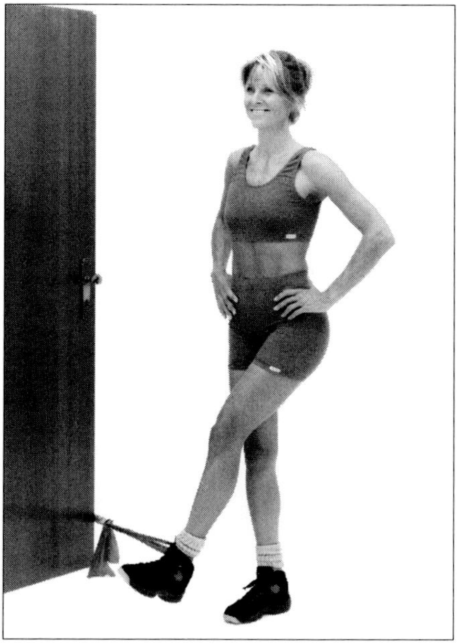

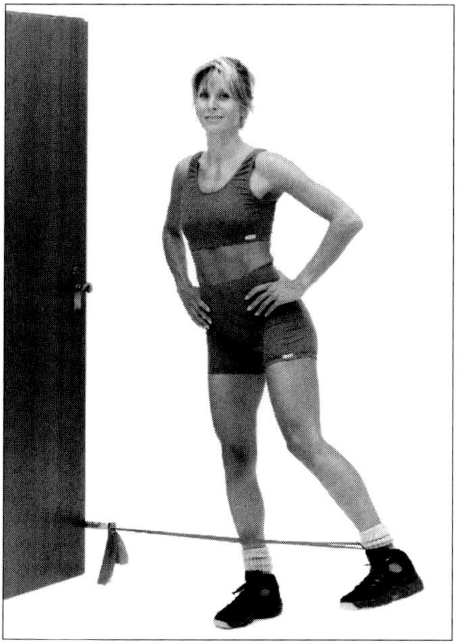

Hüfte und innerer Oberschenkel

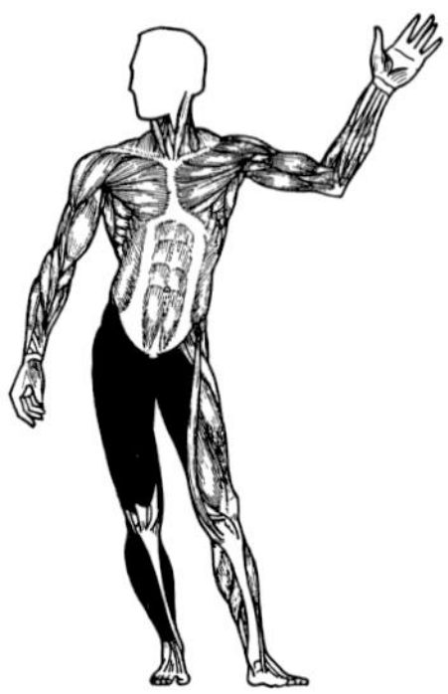

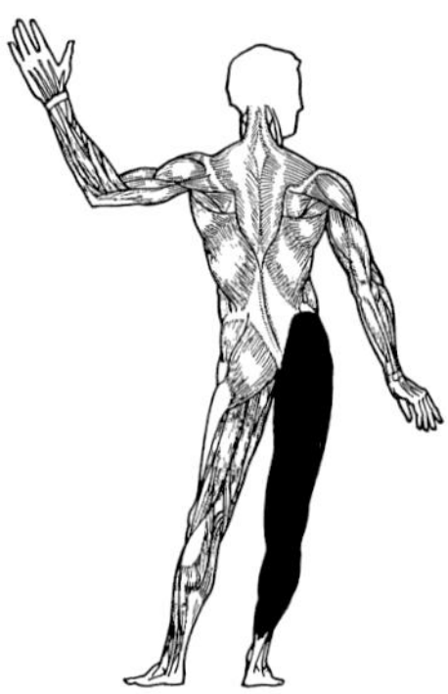

Übungsbeschreibung

1. Befestigen Sie das Thera-Band auf etwa 10 bis 20 cm Höhe an einer Tür o. ä. Stehen Sie seitlich zur Tür, und fixieren Sie das Thera-Band in einer Schlinge um ihren Unterschenkel oberhalb des Sprunggelenkes.
2. Führen Sie das Spielbein über Kreuz an Ihrem Standbein vorbei nach außen und nach vorne.

Ergänzende Übungshinweise

– Achten Sie darauf, daß Sie bei der Beinbewegung das Becken und die Lendenwirbelsäule muskulär sichern. Kontrollieren Sie die Stabilisation mit Ihren Händen.
– Das Standbein ist leicht gebeugt. Die Muskulatur des Standbeines wird statisch mittrainiert.
– Bei Knieproblemen fixieren Sie das Band oberhalb des Kniegelenks.
– Wechseln Sie nach 20 bis 30 Sekunden das Bein.

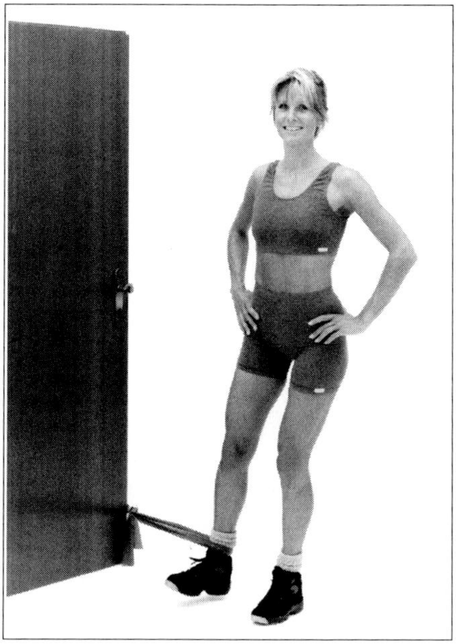

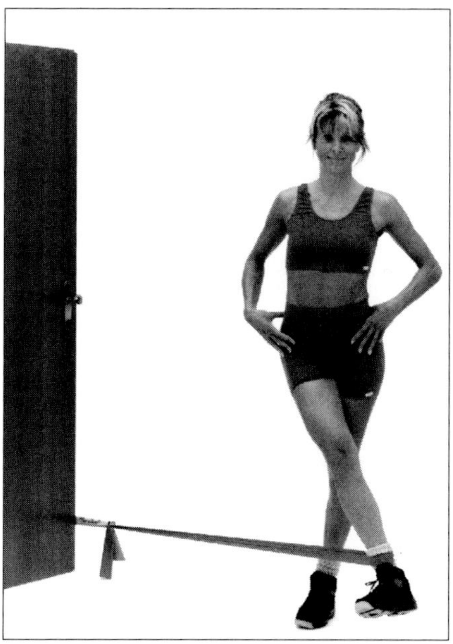

Hüfte und vorderer Oberschenkel

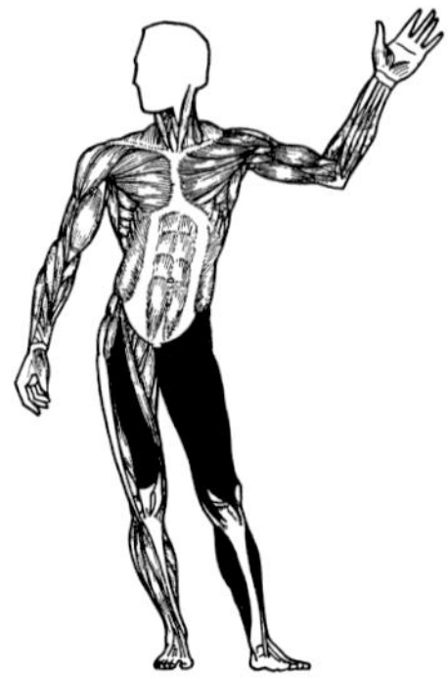

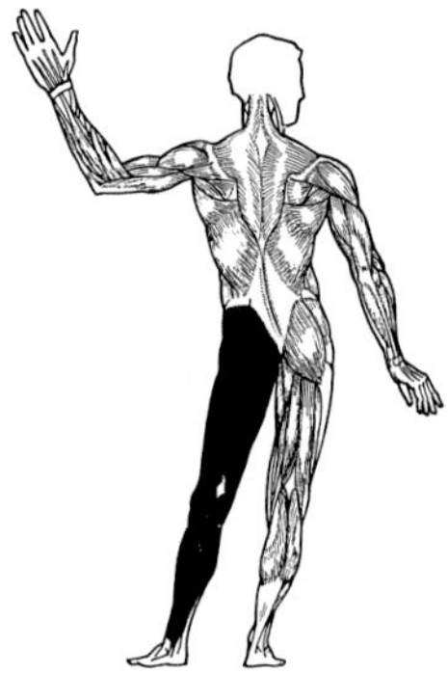

Übungsbeschreibung

1. Befestigen Sie das Thera-Band auf etwa 10 bis 20 cm Höhe an einer Tür o. ä. Stehen Sie mit dem Rücken zur Tür, und fixieren Sie das Thera-Band in einer Schlinge um Ihren Unterschenkel oberhalb des Sprunggelenkes.
2. Führen Sie das Spielbein an Ihrem Standbein vorbei nach vorne.

Variation

– Umschlingen Sie beide Unterschenkel mit dem Thera-Band, und führen Sie ein Bein nach vorne.

Ergänzende Übungshinweise

– Achten Sie darauf, daß Sie bei der Beinbewegung das Becken und die Lendenwirbelsäule muskulär sichern. Kontrollieren Sie die Stabilisation mit den Händen.
– Das Standbein ist leicht gebeugt. Die Muskulatur des Standbeines wird statisch mittrainiert.
– Wechseln Sie nach 20 bis 30 Sekunden das Bein.

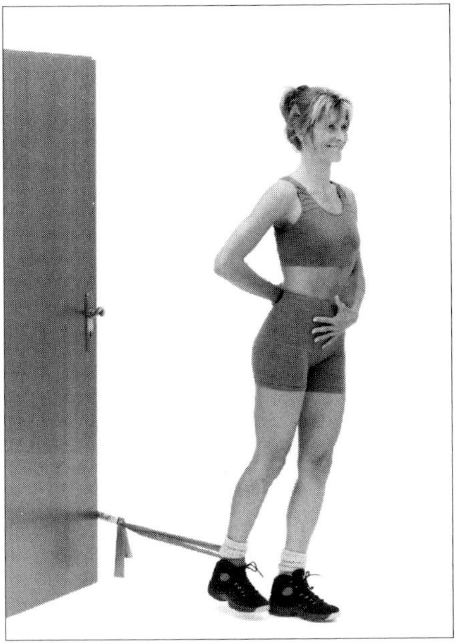

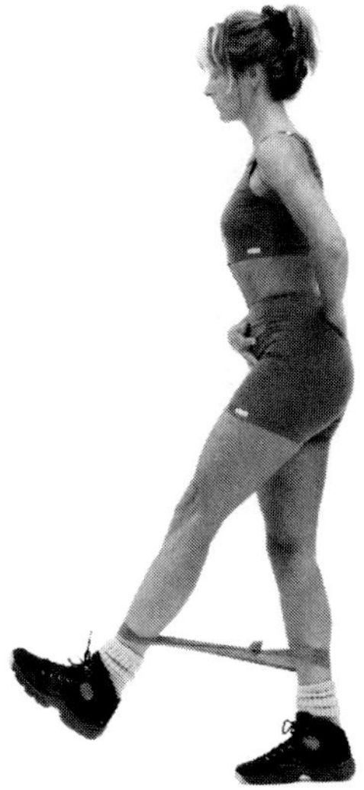

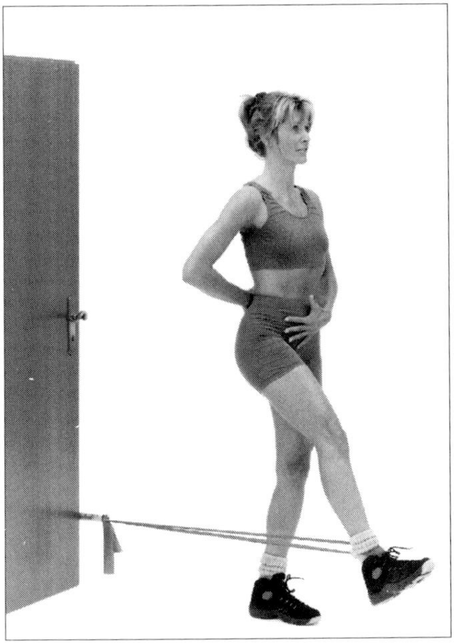

Po, Hüfte und äußerer Oberschenkel

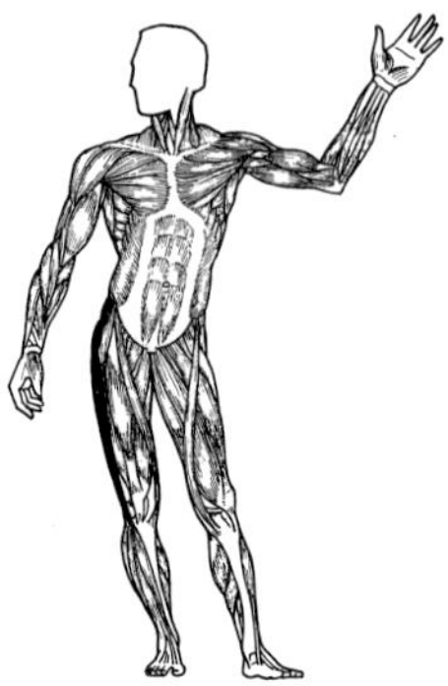

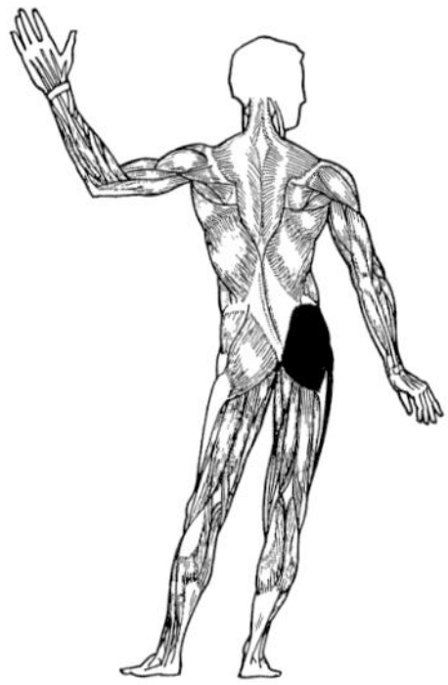

Übungsbeschreibung

1. Steigen Sie mit beiden Füßen in die Thera-Band-Schlinge und begeben Sie sich in Seitlage.
2. Legen Sie sich auf die linke Körperseite, die Unterschenkel sind angewinkelt.
3. Drücken Sie die Außenseite des linken Ellenbogens leicht in den Boden, die Hand stellen Sie vor Ihrem Körper ab.
4. Heben und senken Sie Ihr oberes Bein, ohne daß Sie das Becken mitbewegen.

Variation

– Winkeln Sie die Oberschenkel nach vorne an und heben Sie wieder das obere Bein.

Ergänzende Übungshinweise

– Halten Sie den Rumpf während der gesamten Bewegungsausführung stabil.
– Der Druck des rechten Arms in den Boden erleichtert Ihnen das Beibehalten der Ausgangslage.

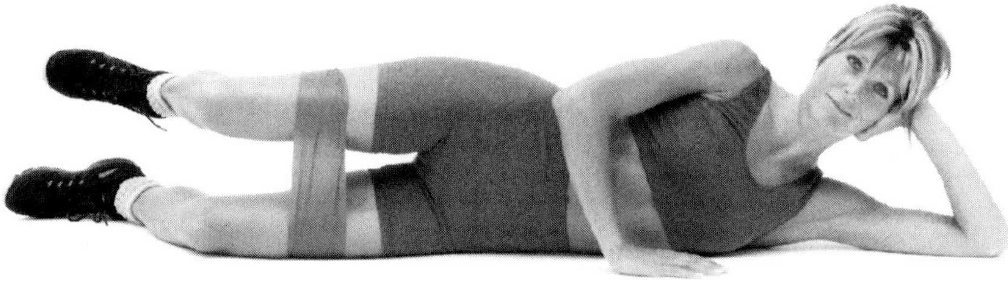

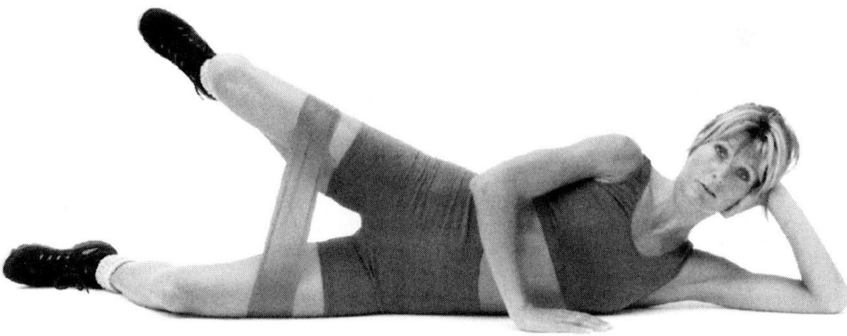

Po, Hüfte und äußerer Oberschenkel

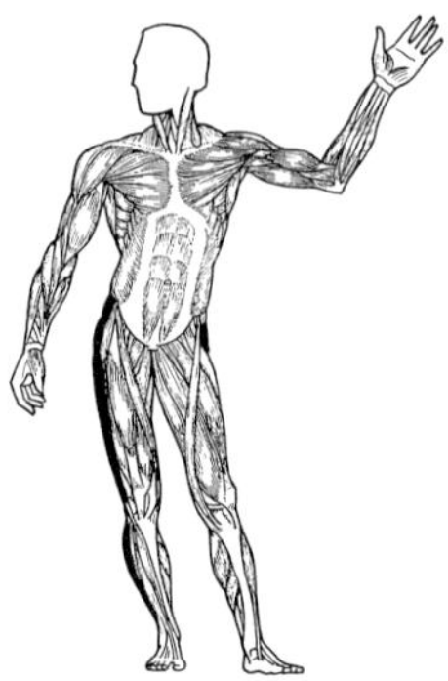

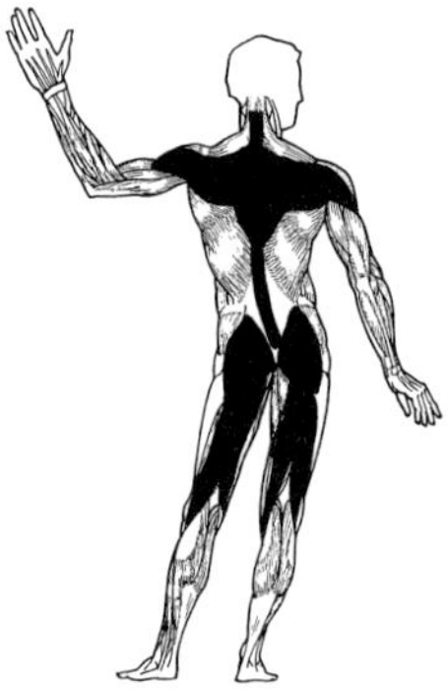

Übungsbeschreibung

1. Steigen Sie mit beiden Füßen in die Thera-Band-Schlinge. Drücken Sie die Außenseite des linken Ellenbogens leicht in den Boden, die rechte Hand stellen Sie vor Ihrem Körper ab.
2. Heben und senken Sie Ihr oberes Bein, ohne daß Sie das Becken mitbewegen.
3. Heben Sie beide Beine vom Boden ab und spreizen Sie die Beine.

Variation

– Ziehen Sie das Knie des oberen gestreckten Beines nach vorne auf den Boden.

Ergänzende Übungshinweise

– Halten Sie den Rumpf während der gesamten Bewegungsausführung stabil.
– Der Druck des rechten Arms in den Boden erleichtert Ihnen das Beibehalten der Ausgangslage.

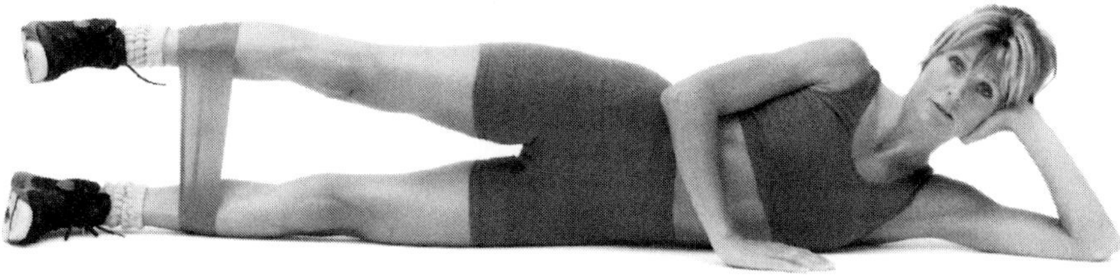

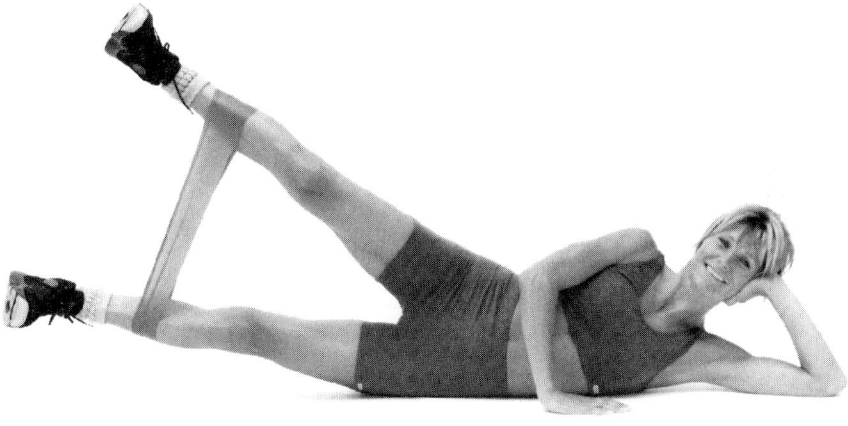

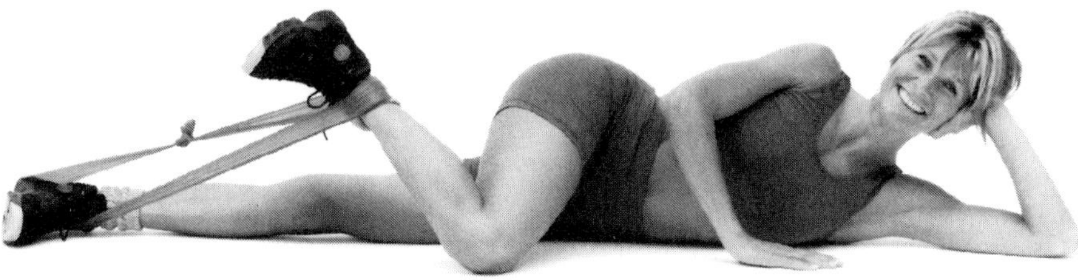

Innerer Oberschenkel

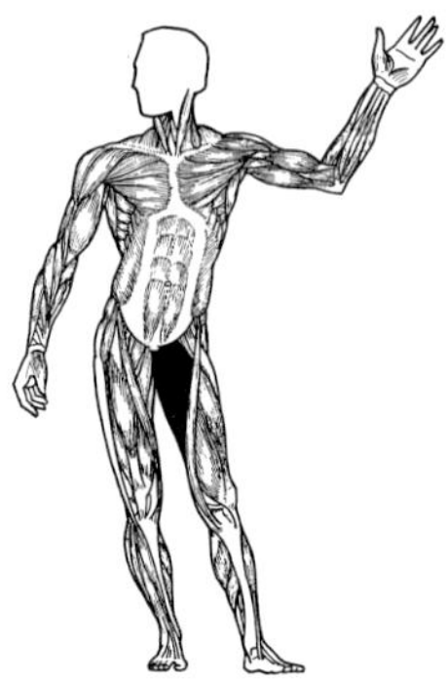

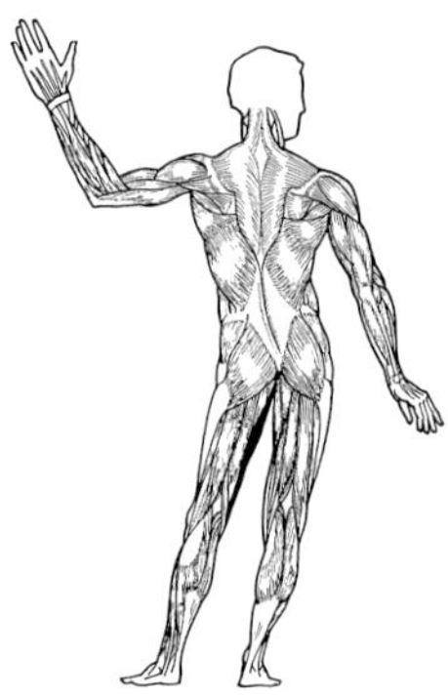

Übungsbeschreibung

1. Befestigen Sie das Thera-Band unter einer Tür o. ä., und setzen Sie sich seitlich davor. Umwickeln Sie das türnahe Bein mit dem Thera-Band. Unterstützen Sie die Lendenwirbelsäule mit Ihren Fäusten.
2. Ziehen Sie das gestreckte Bein nach innen

Ergänzender Übungshinweis

– Die Benutzung einer Halteschlaufe erleichtert die Fixierung des Thera-Bandes am Fuß.

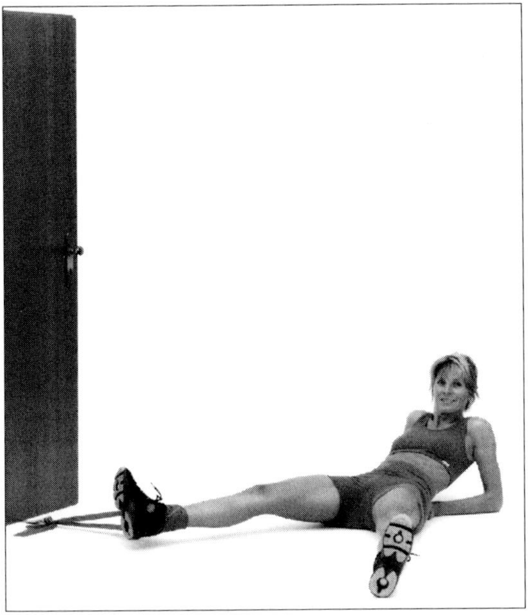

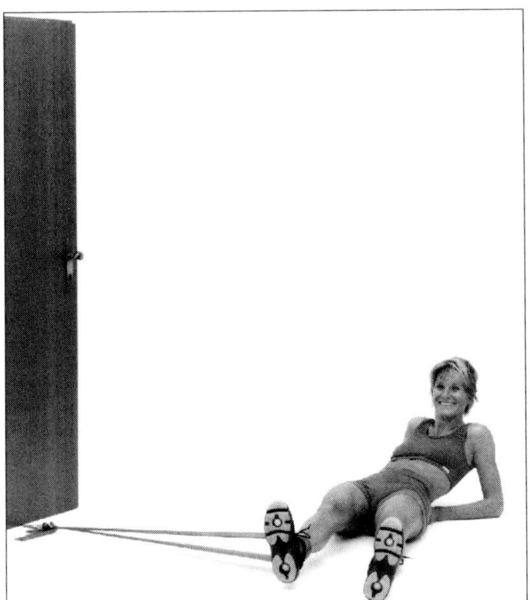

Vorderer Oberschenkel

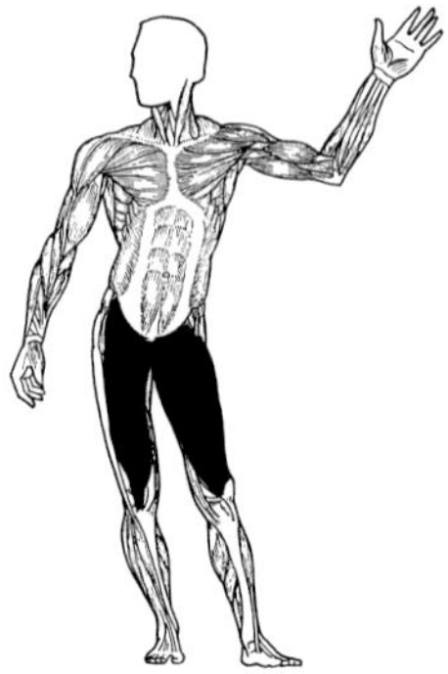

Übungsbeschreibung

1. Wickeln Sie im Sitzen die Mitte des Thera-Bandes einmal um Ihre angehobene Fußsohle, legen Sie die Enden des Bandes unter Ihr Gesäß, und legen Sie den Oberkörper ab.
2. Strecken und beugen Sie das Bein.

Variation

– Setzen Sie sich auf das Thera-Band, und lassen Sie die Ferse über dem Boden nach vorne gleiten.

Ergänzender Übungshinweis

– Behalten Sie in der Endposition eine leichte Beugung in Ihrem Kniegelenk bei.

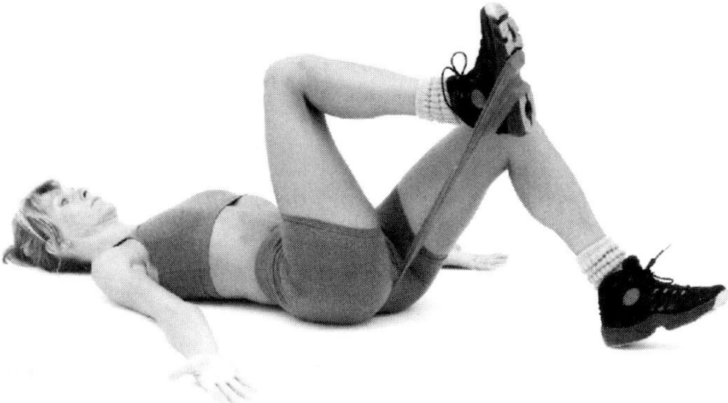

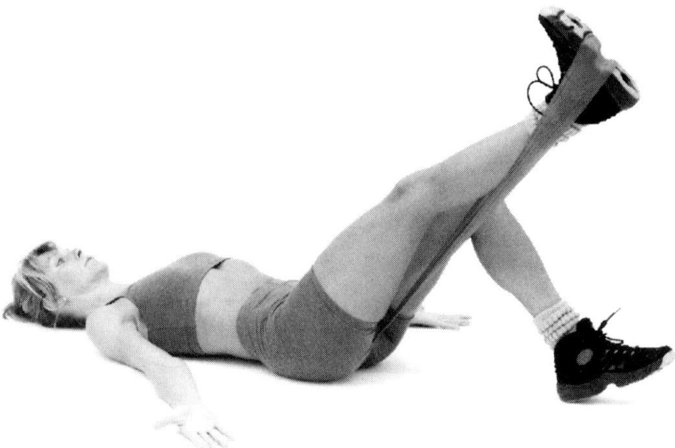

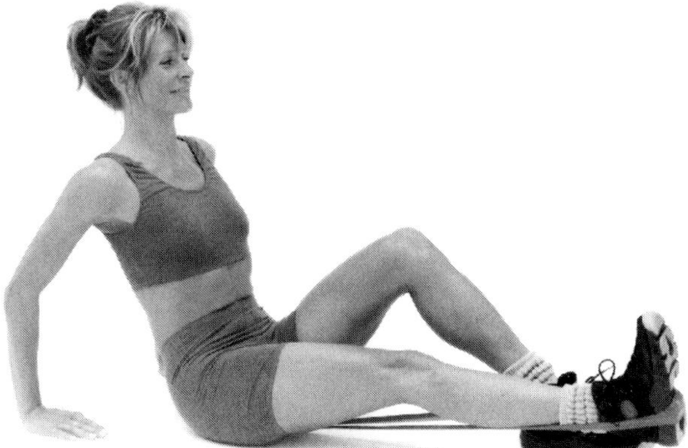

Po, Oberschenkel und Rumpf

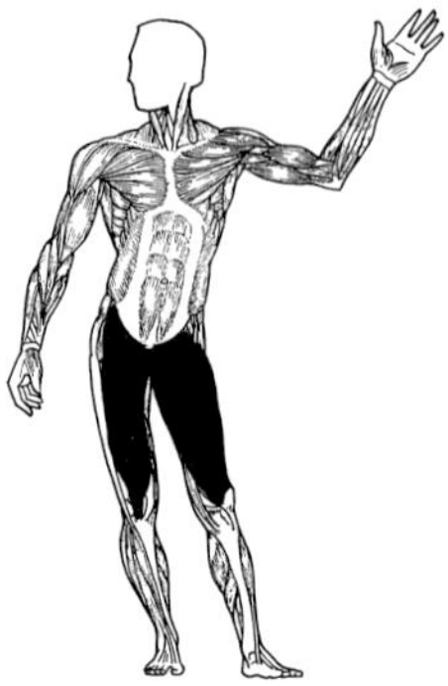

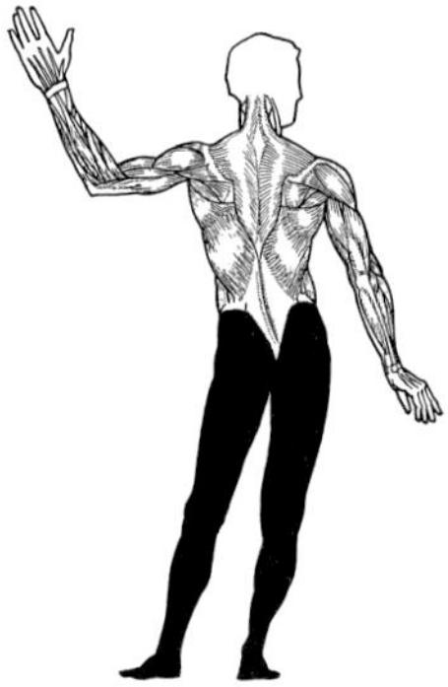

Übungsbeschreibung

1. Fixieren Sie im Kniestand das Thera-Band unter dem vorderen Bein, und halten Sie die Enden in den Händen.
2. Heben und senken Sie den Körper, ohne mit dem Knie den Boden zu berühren.

Ergänzender Übungshinweis

– Je tiefer Sie den Körper absenken, desto höher wird die Belastung für die Beine.

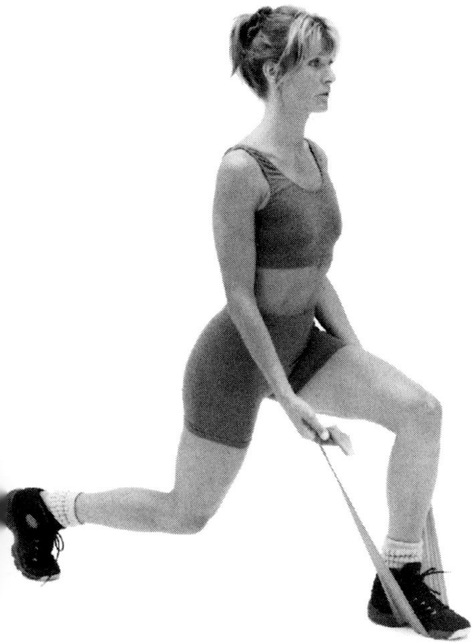

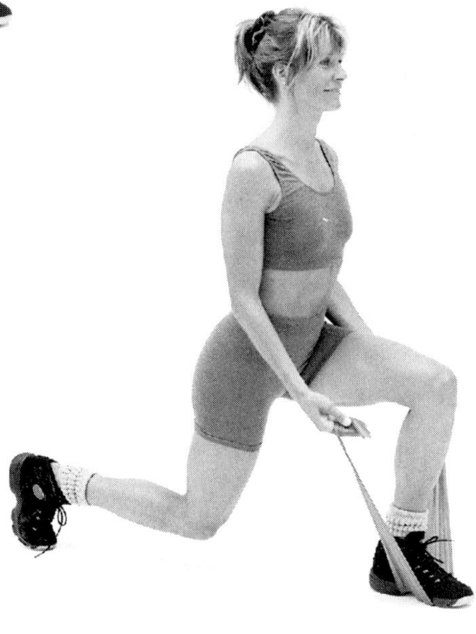

Po, vorderer Oberschenkel, Schulter und Rücken

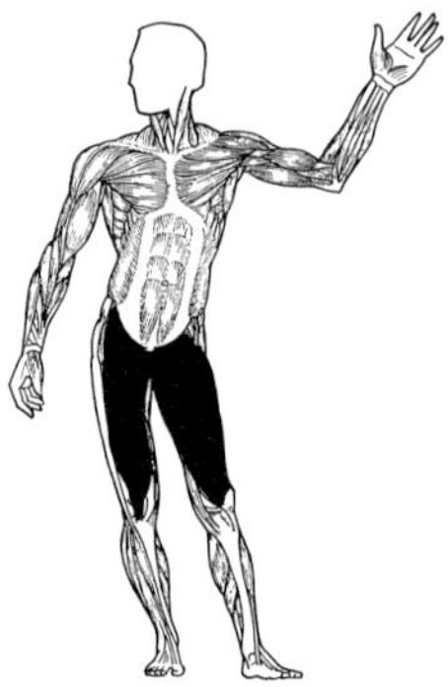

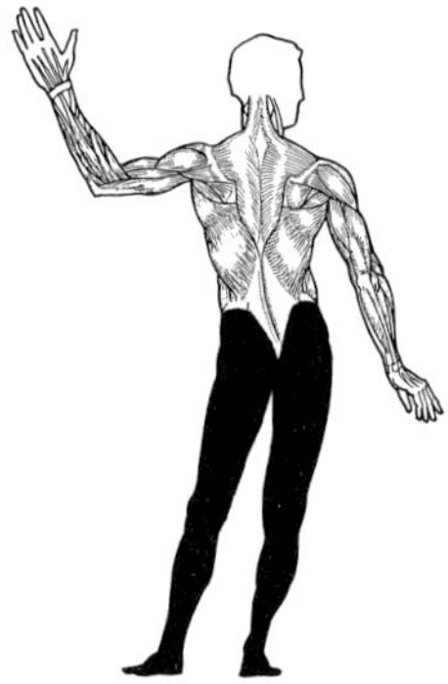

Übungsbeschreibung

1. Beugen Sie im hüftbreiten Stand ein wenig die Knie, und neigen Sie den aufrechten Oberkörper leicht nach vorne.
2. Fassen Sie die beiden Enden des Thera-Bandes.
3. Strecken Sie die Beine und den Oberkörper mit der Vorstellung, eine Kiste anzuheben.

Variation

– Ziehen sie zusätzlich die Arme nach oben bis zur Taille («Kiste tragen»).

Ergänzende Übungshinweise

– Die Füße zeigen nach vorne. Die Knie bleiben beim Bücken über Ihren Füßen, während Ihr Gesäß nach hinten und unten geführt wird.
– Halten Sie Ihren Rücken gerade.
– Die Beine sind bis zu einem maximalen Winkel von 90 Grad zwischen Unter- und Oberschenkel gebeugt.

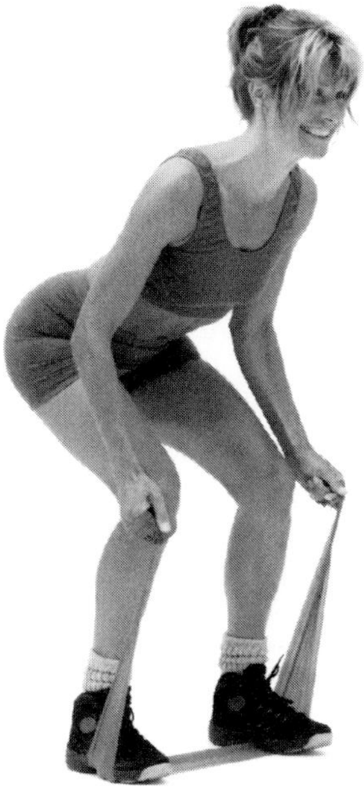

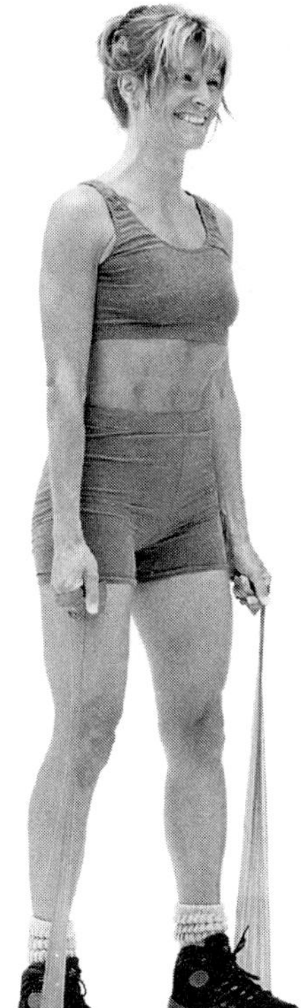

Hinterer Oberschenkel

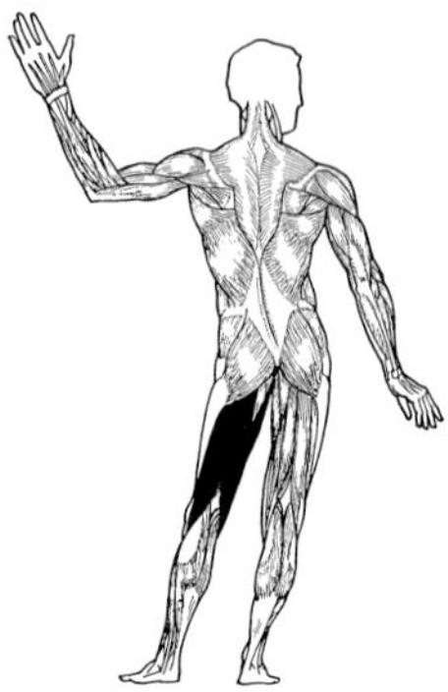

Übungsbeschreibung

1. Umschlingen Sie im Stand einen Fuß mit dem Thera-Band, mit dem anderen Fuß stehen Sie auf dem Band.
2. Beugen und strecken Sie den Unterschenkel.

Variation

– Sie können die Übung auch in der Bauchlage mit einer Thera-Band-Schlinge ausführen. Heben Sie dazu das arbeitende Knie etwas an.

Ergänzende Übungshinweise

– Halten Sie Ihr Becken bei der Bewegung stabil.
– Das Zusammenspiel der gesamten Oberschenkelmuskulatur ist wichtig für die Stabilisierung des Kniegelenks.

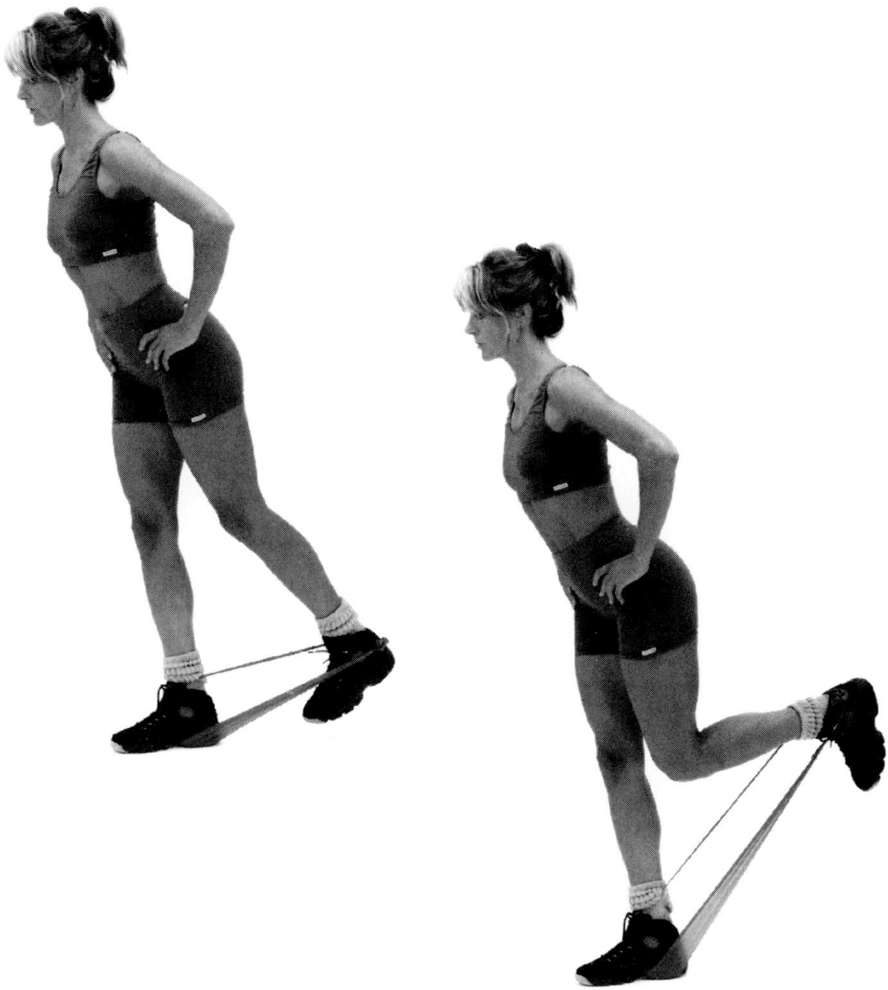

Po, vorderer Oberschenkel und Wade

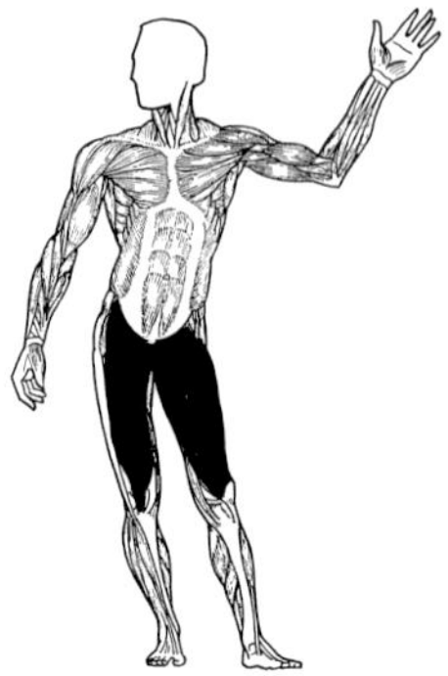

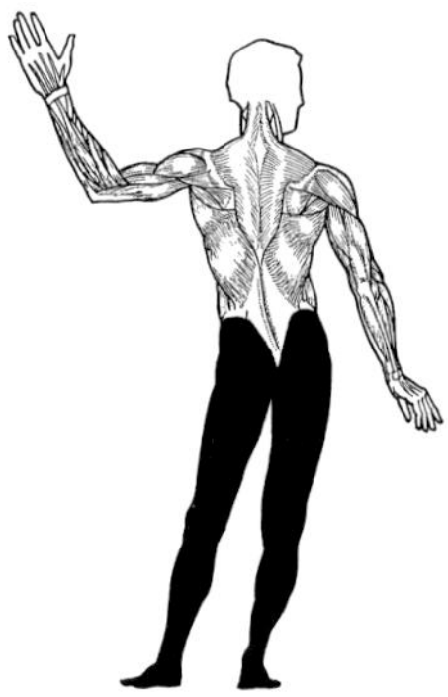

Übungsbeschreibung

1. Stellen Sie sich in Schrittstellung mit einem Fuß auf das Thera-Band bzw. in die Schlaufe.
2. Ziehen Sie die Enden des Bandes zur Hüfte hoch.
3. Beugen und strecken Sie das Standbein.
4. Hüpfen Sie auf der Stelle. Halten Sie dabei das Band unter Spannung.

Ergänzende Übungshinweise

– Wechseln Sie nach 15 Sekunden auf das andere Bein.
– Achten Sie bei der Stellung Ihrer Beine darauf, daß die Kniescheiben in Richtung Zehen zeigen.
– Stabilisieren Sie Ihren Rumpf durch ausreichende Körperspannung.
– Vermeiden Sie übermäßige Ermüdung, d. h., wenn Ihre Hüpffrequenz merklich nachläßt, beenden Sie die Übung.

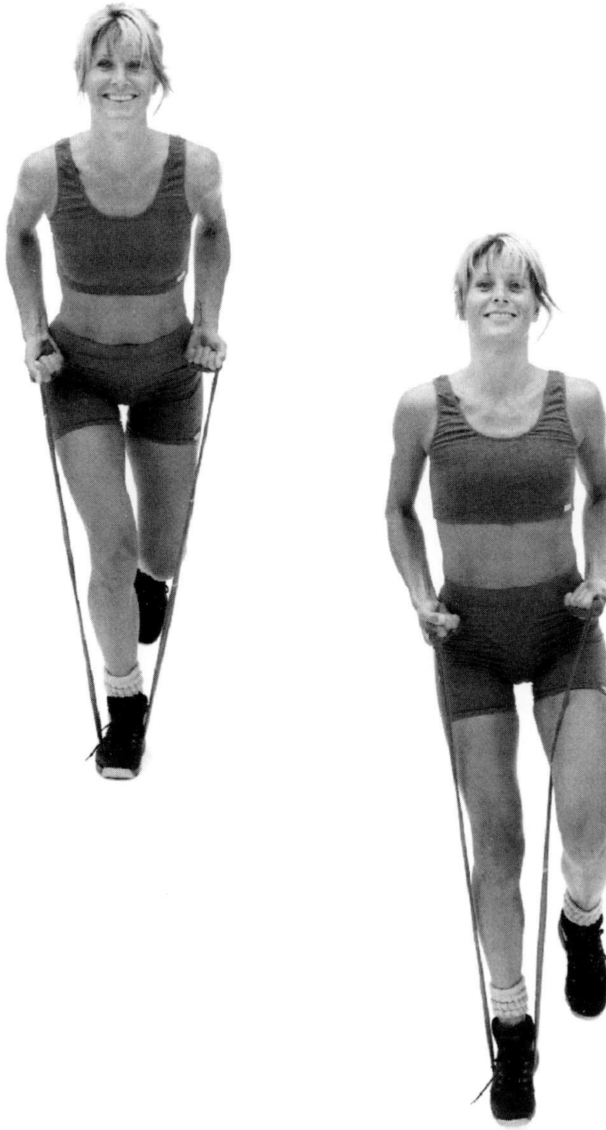

Brust und Arme

Die Muskulatur von Armen, Brust und Schultergürtel spielt bei allen Zieh- und Hebebewegungen eine wichtige Rolle. Egal ob beim Arbeiten, Einkaufen oder Heben, eine kräftige Arm-, Brust- und Schultermuskulatur macht den Alltag um ein Vielfaches leichter. Außerdem bietet sie in ärmelloser Kleidung einen attraktiven Anblick, die hintere Oberarmpartie hängt nicht schlaff herab, das Kreuz wirkt breiter und die Haltung aufrechter und selbstbewußter.

Folgendes gilt es zu beachten: viele alltägliche Bewegungen führen unbemerkt zu einer Kräftigung (und Verkürzung) der Brustmuskulatur. Im Vergleich dazu ist die Muskulatur des oberen Rückens häufig zu schwach ausgeprägt, was dann mit einem gebeugten Oberkörper (Rundrücken) einhergeht. Die Schultern hängen nach vorn, die Haltung ist schlaff. Kombinieren Sie deshalb ein Training der Brustmuskulatur immer mit einem Training des oberen Rückens, um eine aufrechte Haltung und eine Straffung des Busens zu unterstützen.

Hintere Schulter und oberer Rücken

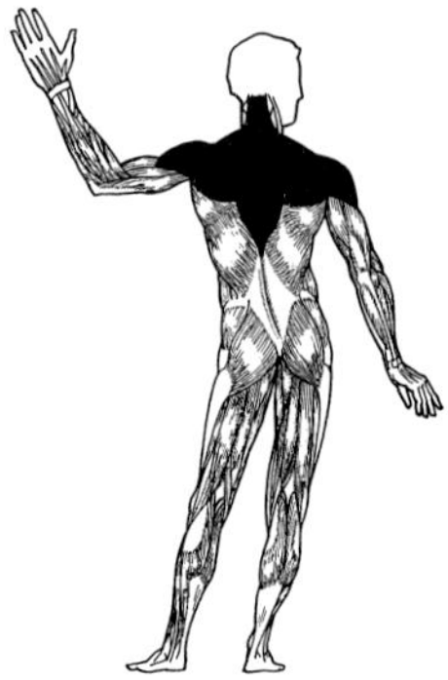

Übungsbeschreibung

1. Stellen Sie sich mit beiden Beinen im Parallelstand auf das Thera-Band. Neigen Sie den Oberkörper leicht nach vorne, und fassen Sie das Thera-Band.
2. Führen Sie die Ellenbogen am Körper entlang nach hinten oben.

Ergänzende Übungshinweise

– Achten Sie darauf, daß sich die Wirbelsäule bei der Übungsausführung nicht mitbewegt.
– Die Beine sind während der Übung leicht gebeugt.
– Diese Übung eignet sich besonders zur Aufrichtung und Stabilisierung der Brustwirbelsäule.

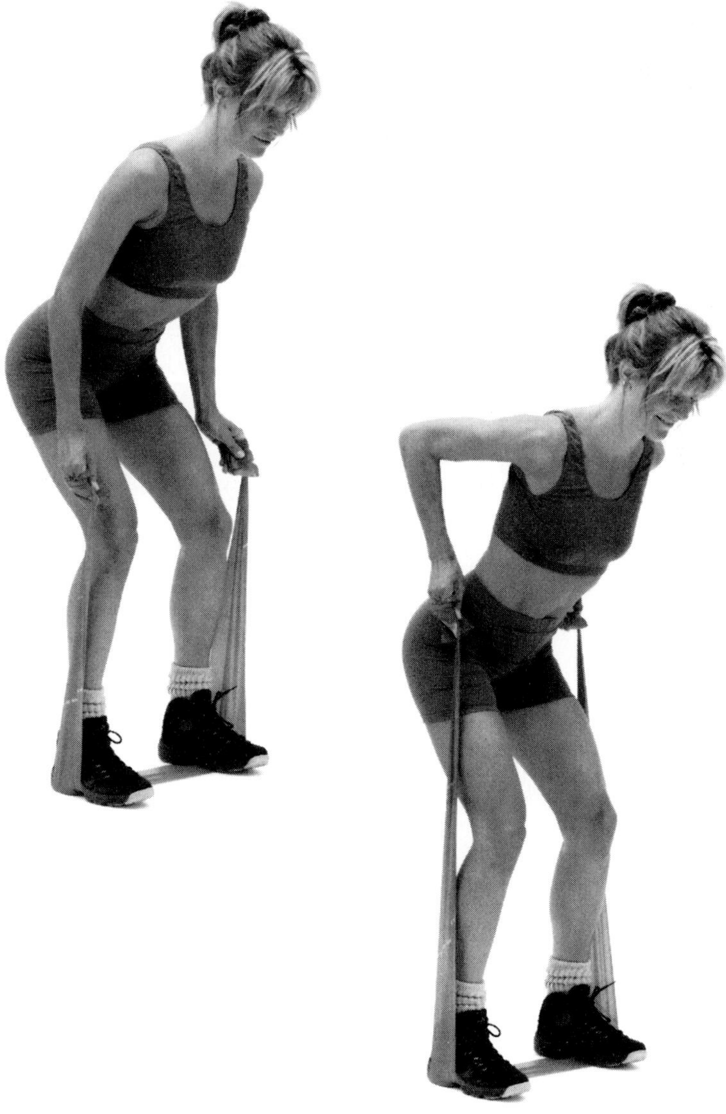

Hintere Schulter

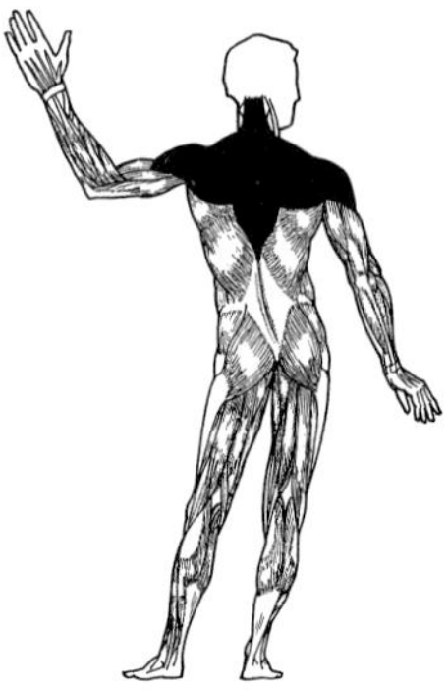

Übungsbeschreibung

1. Stehen Sie im Grätschstand mit leicht gebeugten Beinen, die Hände auf Schulterhöhe, das Thera-Band an jeder Seite um eine Hand gewickelt.
2. Strecken Sie den linken Arm seitlich von sich weg, den Ellenbogen halten Sie leicht gebeugt.
3. Bewegen Sie wie ein Bogenschütze den rechten Ellenbogen in Schulterhöhe langsam nach hinten und wieder nach vorne.

Ergänzende Übungshinweise

– Achten Sie darauf, daß beide Schultern unten bleiben.
– Die Beine sind leicht gebeugt.

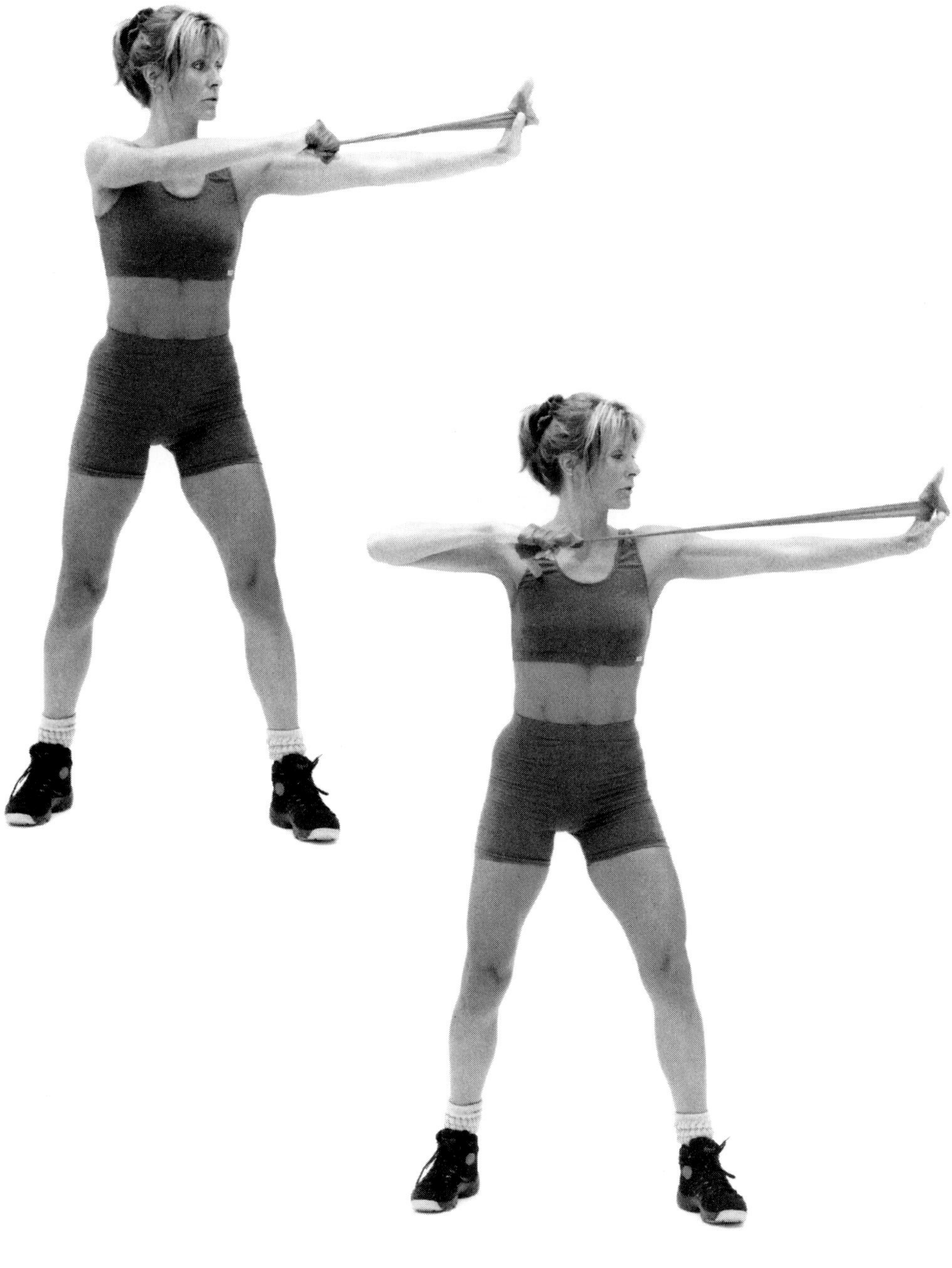

Schultergürtel und oberer Rücken

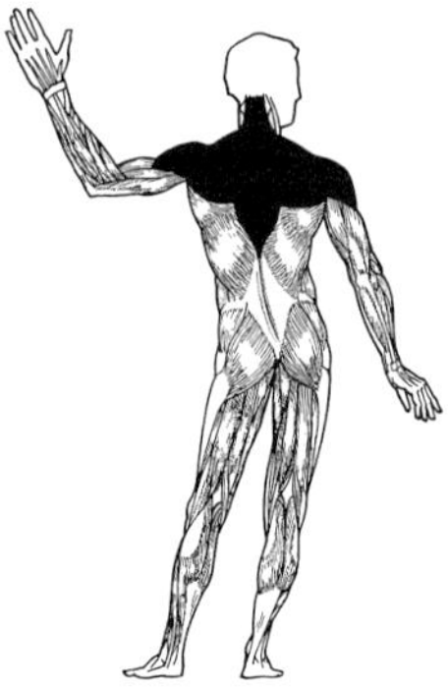

Übungsbeschreibung

1. Legen Sie sich in Bauchlage auf den Boden. Unterlagern Sie ggf. Ihren Bauch mit einem kleinen Kissen. Halten Sie die Arme in U-Halte.
2. Schieben Sie einen Arm nach vorne, den anderen Arm nach hinten.
3. Kehren Sie wieder in die U-Halte zurück.

Ergänzende Übungshinweise

– Halten Sie Ihren Kopf in Verlängerung Ihrer Wirbelsäule. Blicken Sie zum Boden.
– Führen Sie die Arme möglichst dicht am Körper entlang.

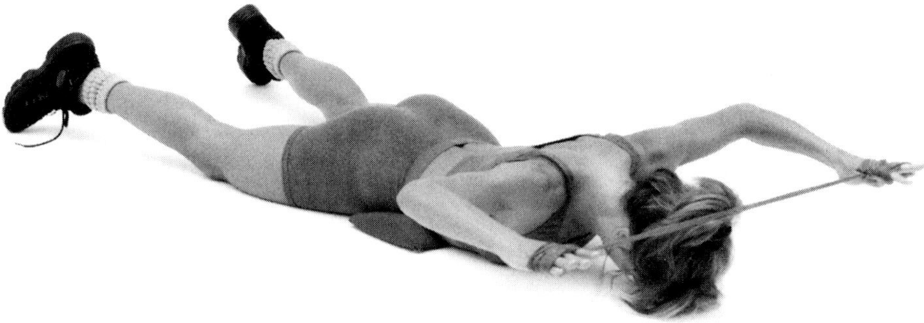

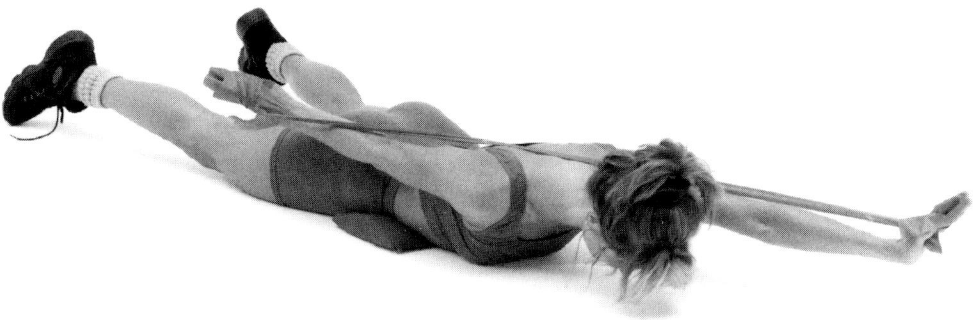

Hinterer Oberarm

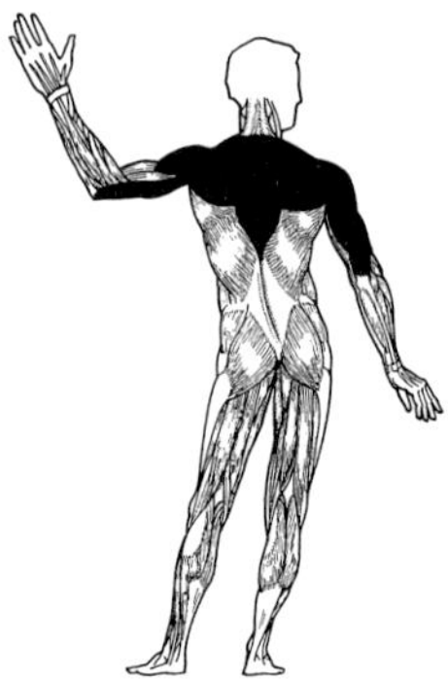

Übungsbeschreibung

1. Sie stehen im Grätschstand mit leicht gebeugten Beinen. Greifen Sie die Enden des Bandes hinter dem Rücken.
2. Drücken Sie Ihre linke Hand mit der Außenfläche an Ihre linke Gesäßhälfte.
3. Strecken Sie Ihren rechten Arm nach oben.

Variationen

– Halten Sie Ihren linken Arm gebeugt hinter Ihrem Rücken. Strecken Sie beide Arme gleichzeitig.
– Fixieren Sie ein Bandende mit Ihrer Ferse. Mit der anderen Hand können Sie ggf. den Oberarm unterstützen, so daß die Bewegung nur aus dem Unterarm erfolgt.

Ergänzender Übungshinweis

– Stabilisieren Sie Ihre Schultergelenke, und führen Sie die Übung nur mit den Unterarmen aus.

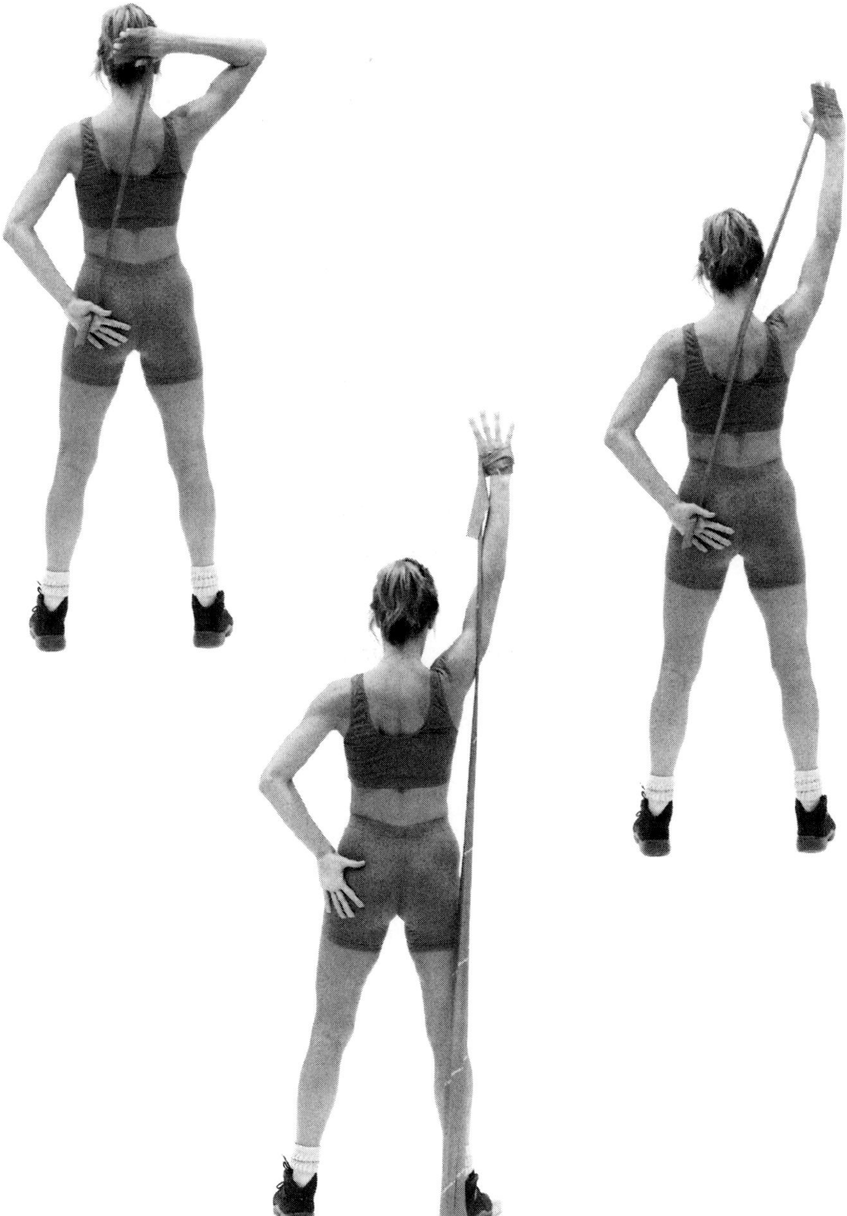

Vorderer Oberarm

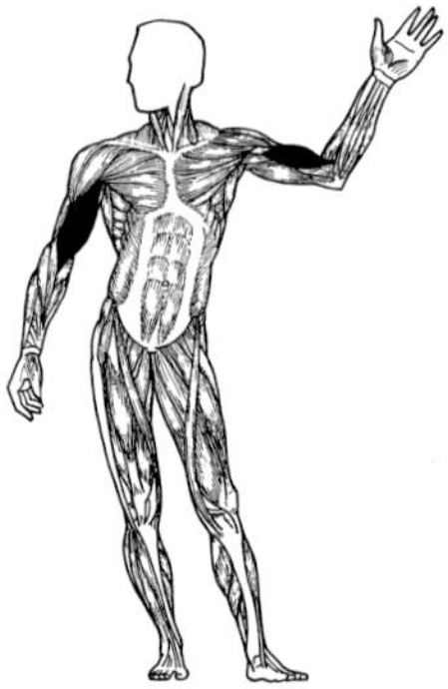

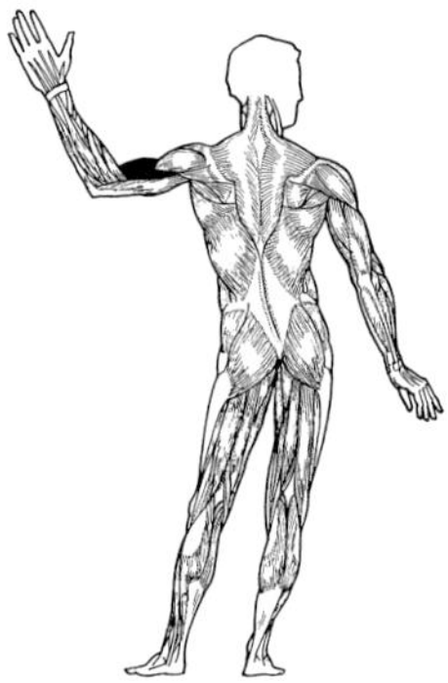

Übungsbeschreibung

1. Sie stehen in Schrittstellung, das rechte, vordere Bein steht auf dem Thera-Band. Fassen Sie das Band mit der rechten Hand auf Hüfthöhe. Drücken Sie die linke Hand mit der Außenseite an Ihre linke Gesäßhälfte.
2. Beugen Sie den rechten Unterarm im Ellenbogengelenk.

Variation

– Sie können die Bewegung auch im Kniestand oder im Sitz durchführen. Legen Sie den Ellenbogen zur Fixierung auf Ihre Knie.

Ergänzende Übungshinweise

– Halten Sie während der Übungsausführung Ihren Rumpf stabil.
– Fixieren Sie den Ellenbogen während der Beugebewegung am Rumpf.

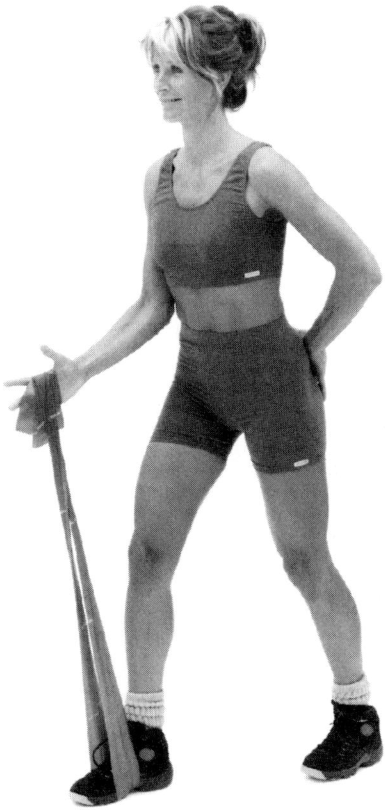

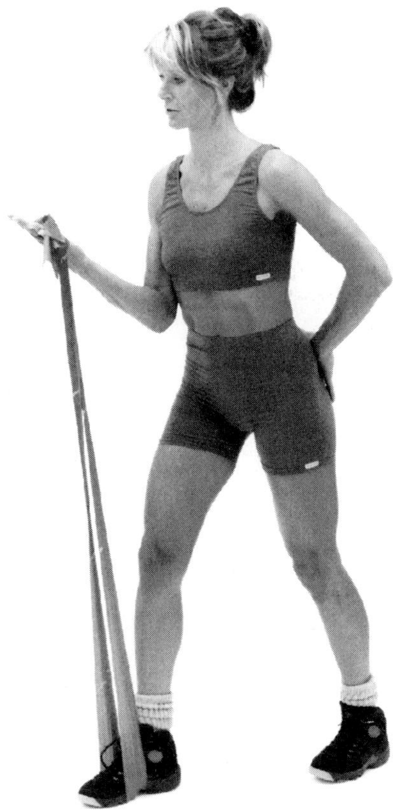

Hinterer Oberarm, Schulter und Brust

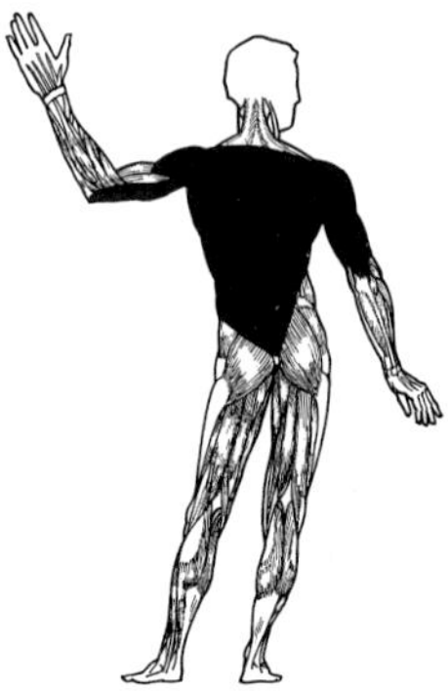

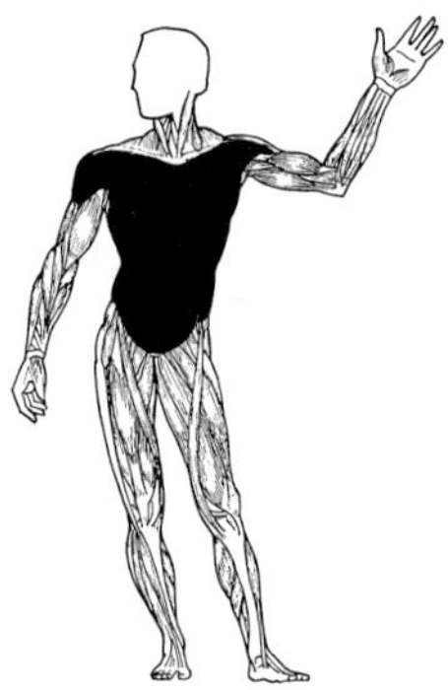

Übungsbeschreibung

1. Legen Sie das Thera-Band um Ihre Schulterblätter, nehmen Sie die Enden des Bandes jeweils in eine Hand. Stellen Sie sich vor eine Wand, ein Regal o. ä., und lehnen Sie sich mit beiden Armen ausgestreckt an.
2. Spannen Sie die Rumpfmuskulatur an.
3. Beugen und strecken Sie Ihre Arme.

Variationen

– Zur Intensivierung stützen Sie sich an einem Tisch o. ä. tiefer ab.
– Üben Sie am Boden (Gesundheitsliegestütz: Hände und Knie am Boden). Drücken Sie die Fußaußenseiten gegeneinander.

Ergänzender Übungshinweis

– Stabilisieren Sie während der ganzen Übung Ihren Rumpf.

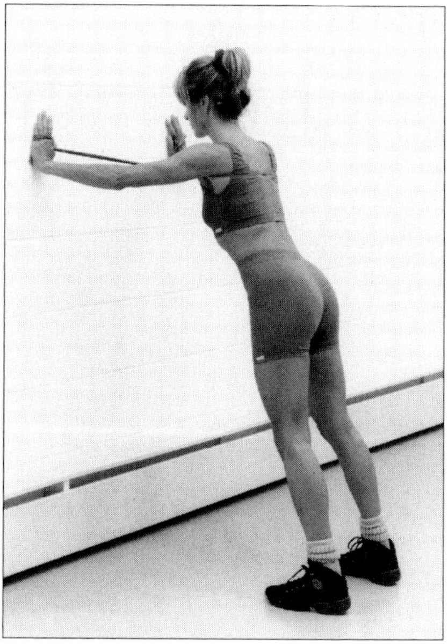
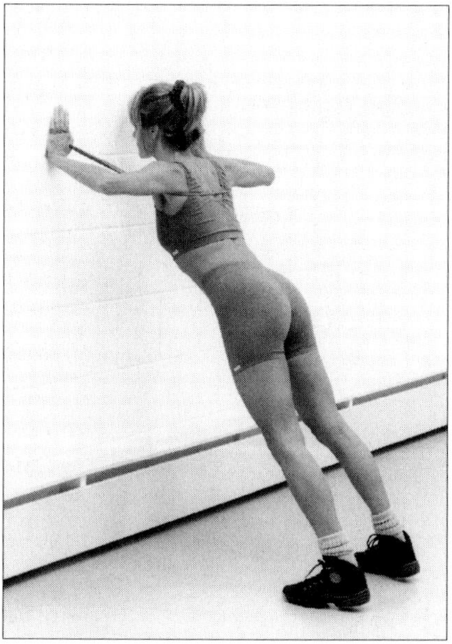
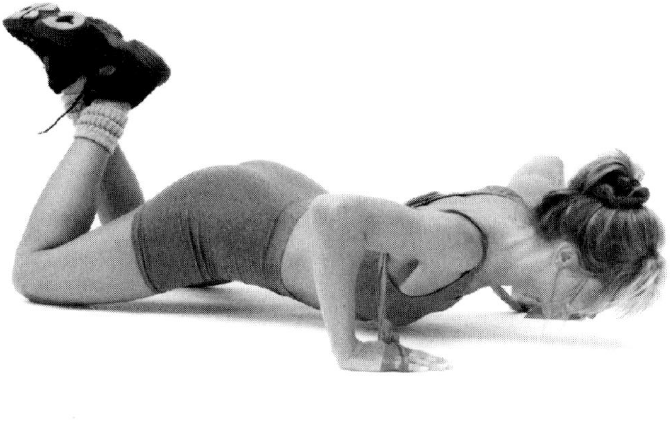

Brust und vordere Schultermuskulatur

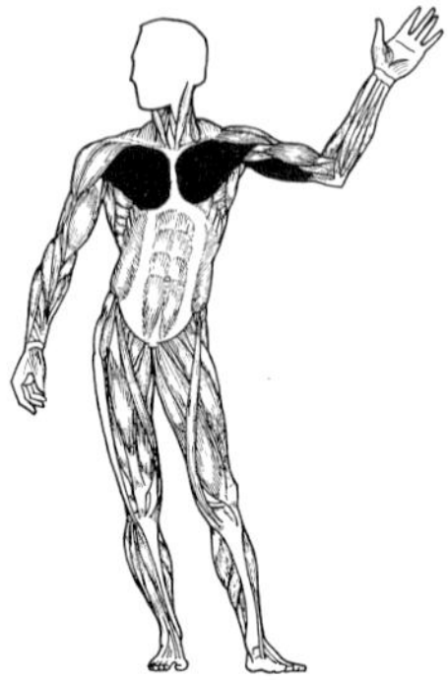

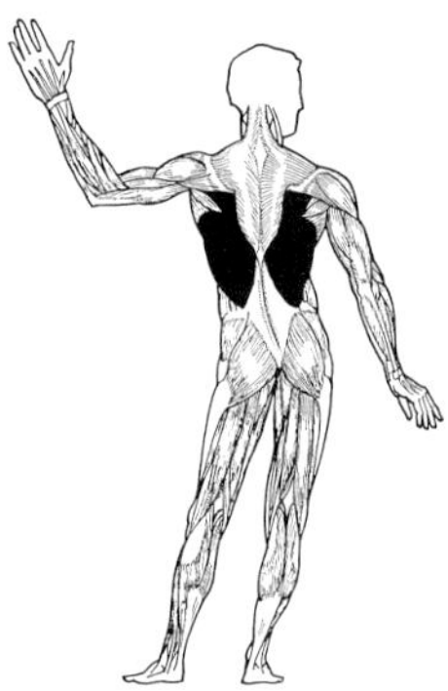

Übungsbeschreibung

1. Stehen Sie in leichter Körpervorlage rücklings zum Band, das an einer Tür o. ä. befestigt ist.
2. Ziehen Sie das Thera-Band von hinten nach schräg vorne.

Variation

- Ziehen Sie das Thera-Band von hinten oben nach vorne und unten.
- Legen Sie das Thera-Band um eine hohe, senkrechte Stuhllehne, und ziehen Sie das Band gleichzeitig nach vorne (nur bei hoher, senkrechter Stuhllehne möglich!).

Ergänzende Übungshinweise

- Achten Sie auf eine ausreichende Stabilisation des Oberkörpers durch Anspannung der Rumpfmuskulatur.
- Je nach Fixierungspunkt (hoch/tief) ändert sich der Bereich der maximalen Muskelbeanspruchung.

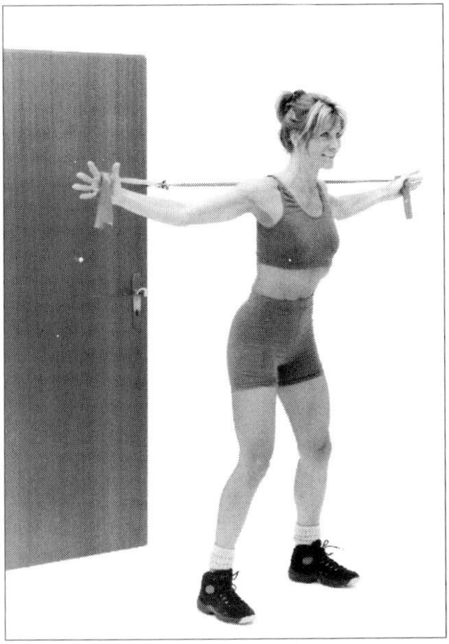

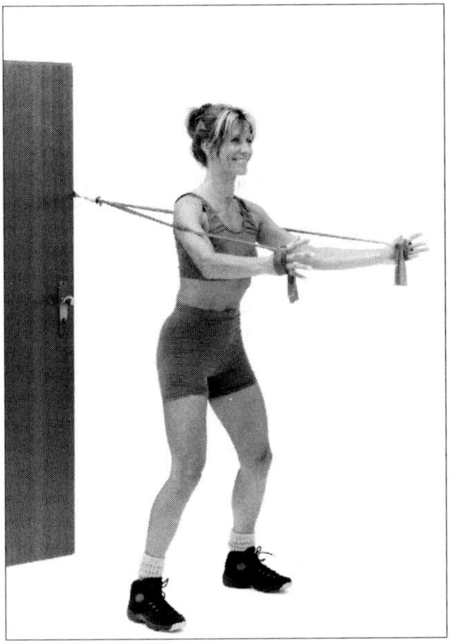

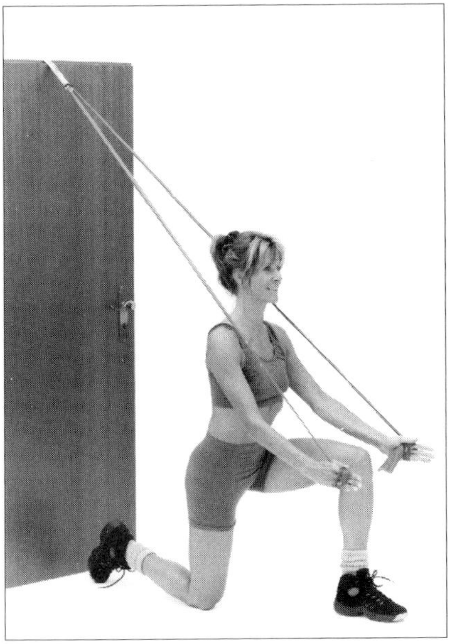

Brust, vordere Arm- und Schultermuskulatur

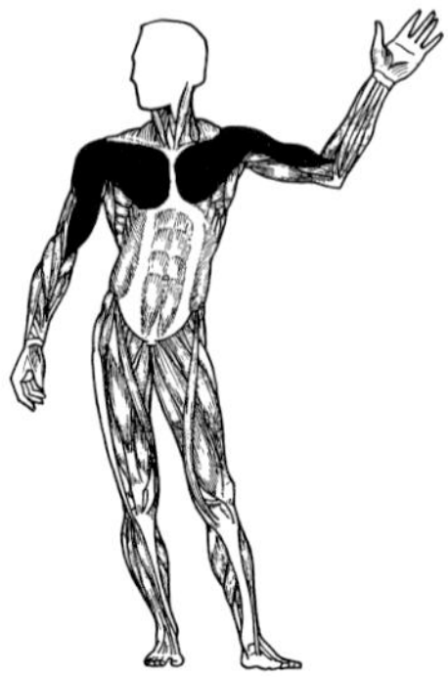

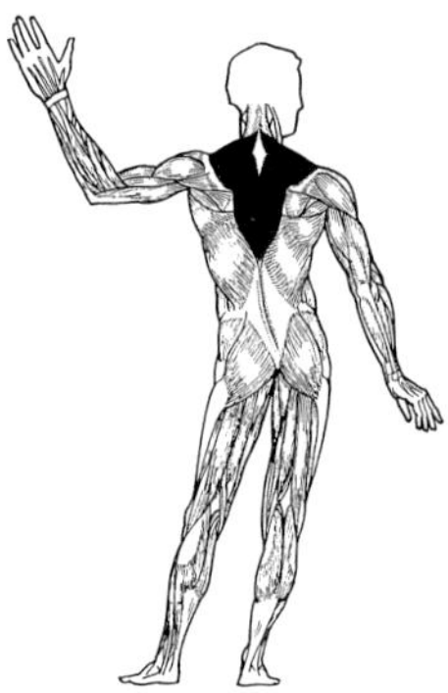

Übungsbeschreibung

1. Stehen Sie in Schrittstellung rücklings zum Thera-Band, das unter einer Tür o. ä. befestigt ist.
2. Ziehen Sie das Thera-Band von hinten unten nach schräg vorne.

Ergänzende Übungshinweise

– Achten Sie darauf, daß Sie beim Vorziehen der Arme nicht auch die Schultern nach vorne führen und gleichzeitig mit dem Oberkörper nach hinten ausweichen.

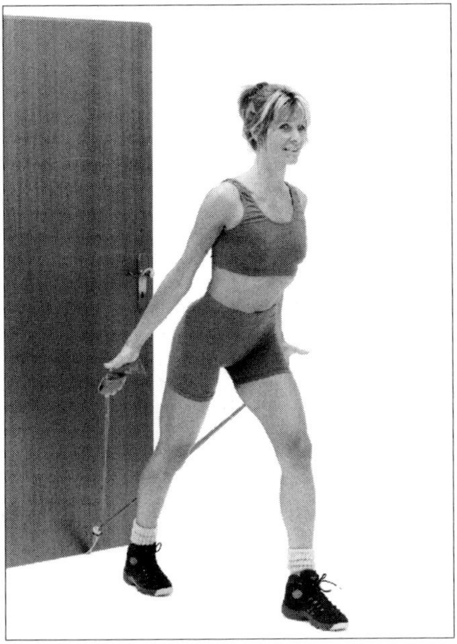

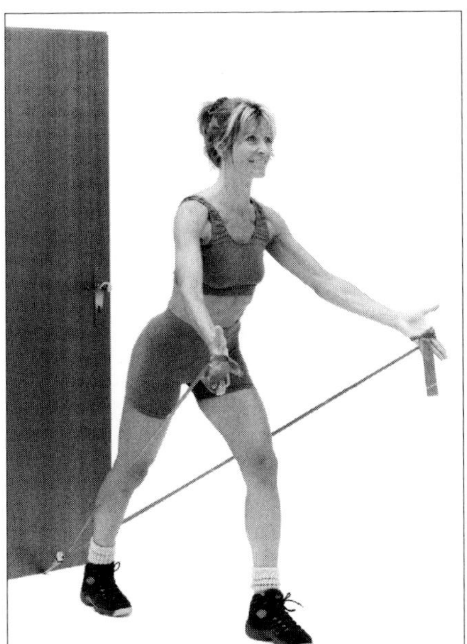

Brust und Schulter

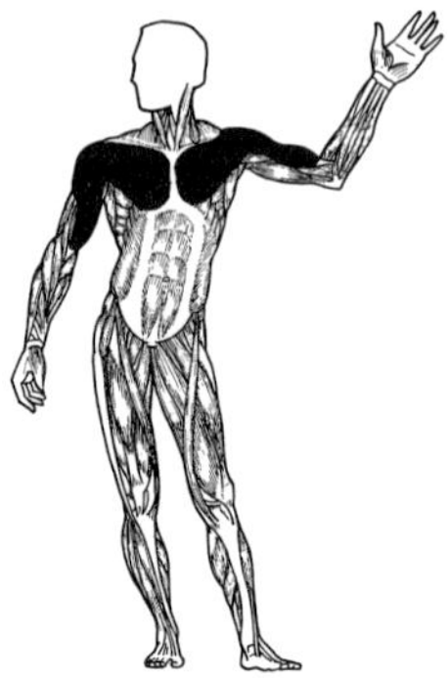

Übungsbeschreibung

1. Befestigen Sie das Thera-Band etwa auf Hüfthöhe an einer Tür o. ä., und stellen Sie sich seitlich zur Tür. Fassen Sie ein Bandende nahe der Türklinke, das andere Bandende schlingen Sie in Hüfthöhe um Ihren Körper.
2. Fixieren Sie den Ellenbogen an Ihrem Körper.
3. Drehen Sie Ihren Unterarm nach innen.

Ergänzender Übungshinweis

– Mit der freien Hand können Sie mit dem Handrücken leicht auf das Gesäß drücken.

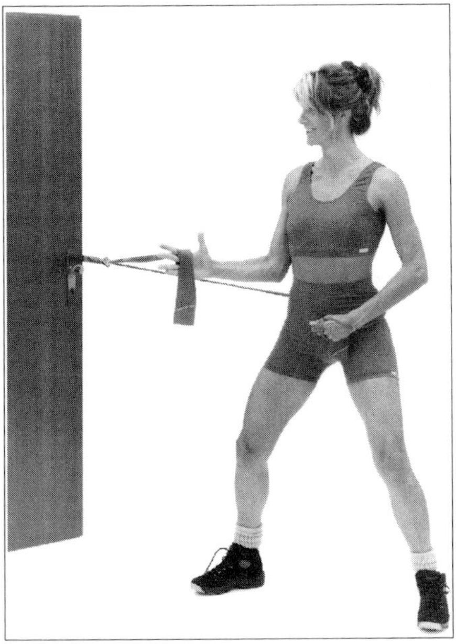

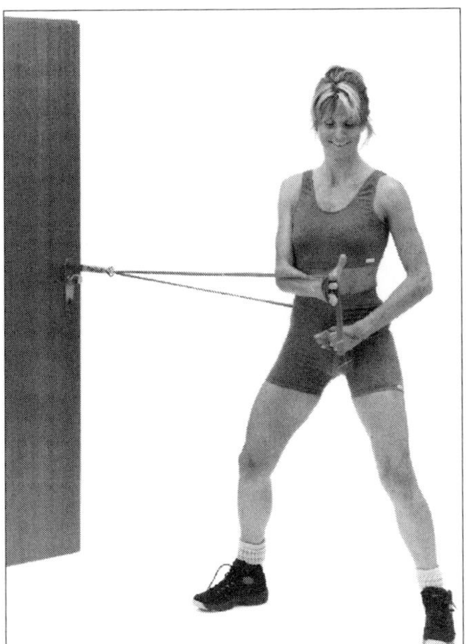

Brust und Schulter

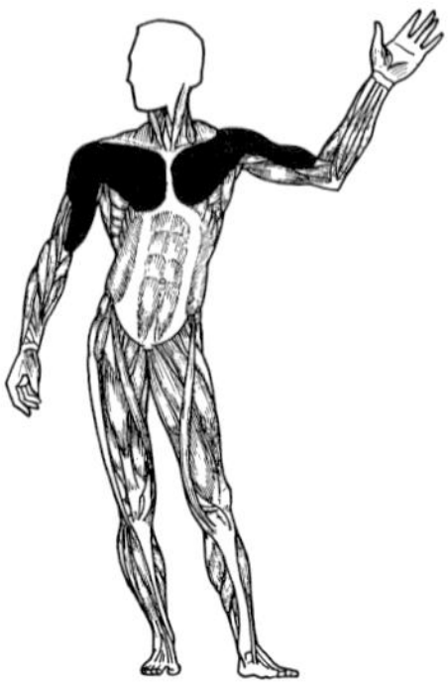

Übungsbeschreibung

1. Stehen Sie in schulterbreiter Fußstellung auf dem Band, und nehmen Sie die Enden des Bandes fest in die Hände.
2. Drücken Sie die Unterarme vor Ihrem Körper aneinander.
3. Führen Sie die Arme nach oben und unten.

Ergänzender Übungshinweis

– Halten Sie den Kontakt der Unterarme zueinander.

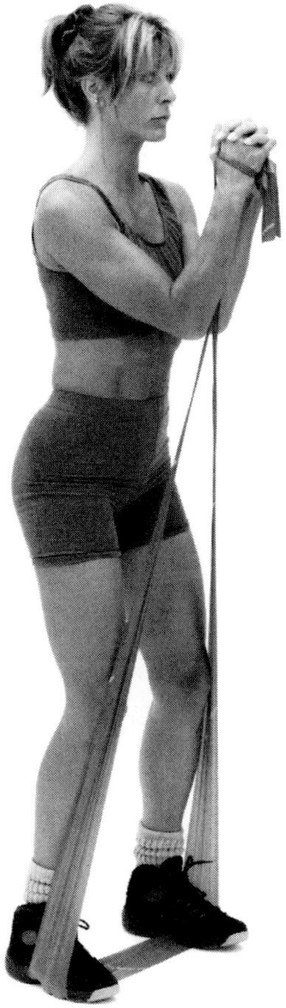

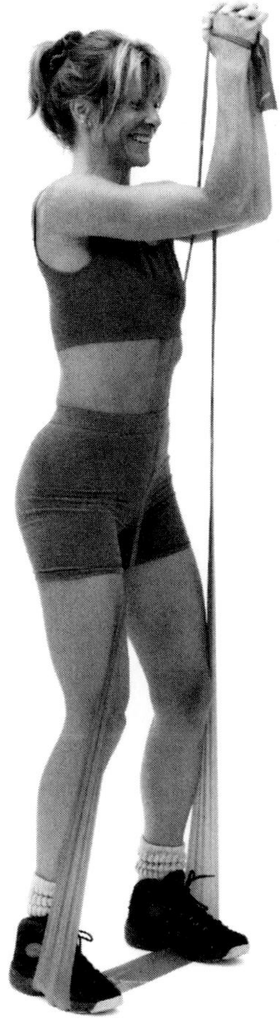

Arme, Schultergürtel und oberer Rücken

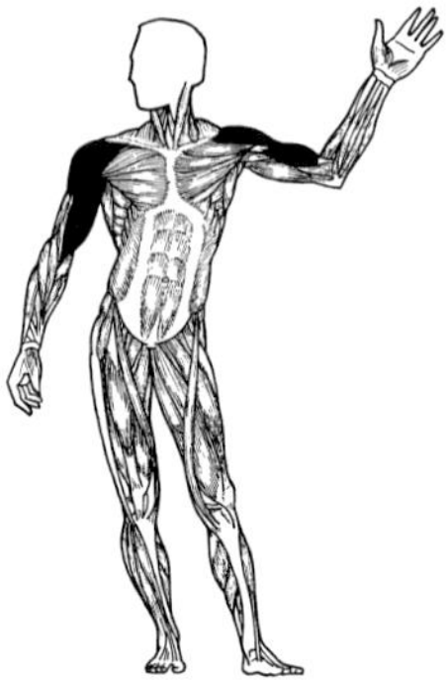

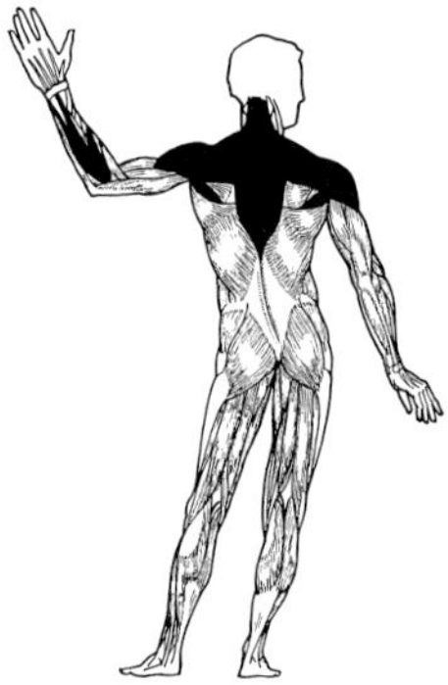

Übungsbeschreibung

1. Stehen Sie in Grätschstellung, halten Sie die Ellenbogen an Ihrem Körper, und nehmen Sie das Thera-Band in Vorspannung zwischen Ihren leicht vorgebeugten Armen in die Hände. Spreizen Sie die Finger, und ziehen Sie die Handrücken heran.
2. Drehen Sie Ihre Unterarme nach außen.

Ergänzende Übungshinweise

– In der statischen Ausführung der Übung halten Sie die Endposition ca. 20 Sekunden lang.
– Bei dieser Übung kommt es zur Aufrichtung des Brustkorbs und somit zur Hebung Ihrer Brust.

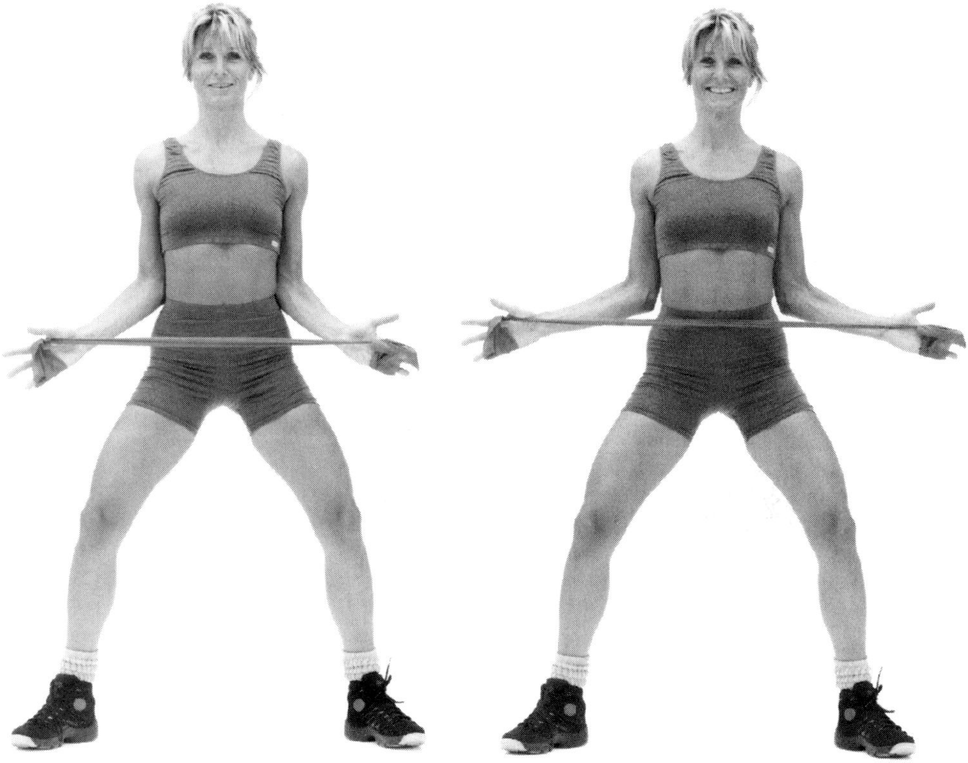

Die Übungsprogramme

Übungsprogramm Aufwärmen

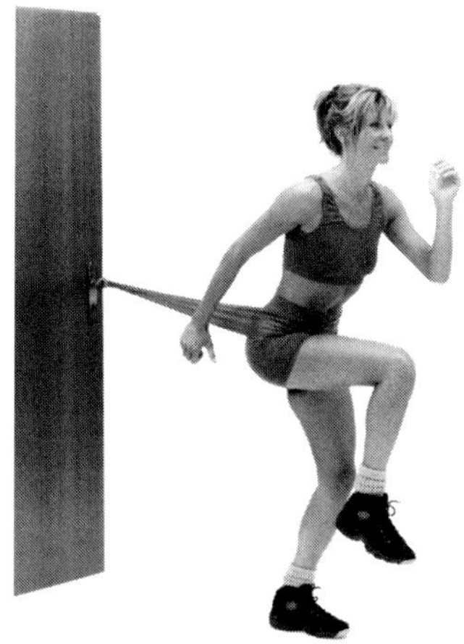

Gehen gegen den Widerstand

(siehe S. 28)

Wiederholungen	*Serie*	*Pause*
60 Sek.	2 x	15 Sek.

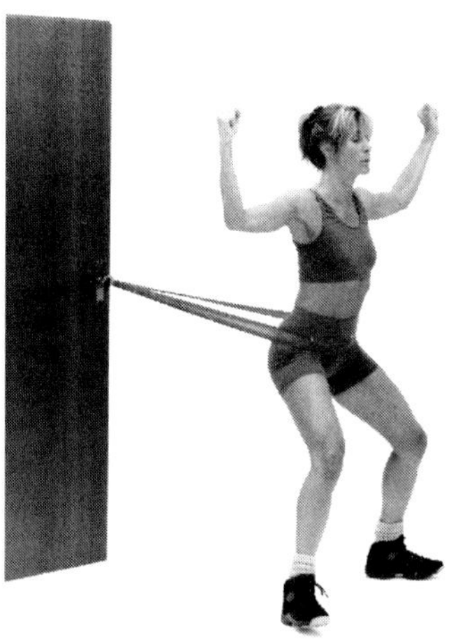

Kombination verschiedener Arm- und Beinbewegungen

(siehe S. 29)

Wiederholungen	*Serie*	*Pause*
60 Sek.	2 x	15 Sek.

Kombination verschiedener Armbewegungen und Schritte

(siehe S. 30)

Wiederholungen	*Serie*	*Pause*
30 Sek.	2 x	10 Sek.

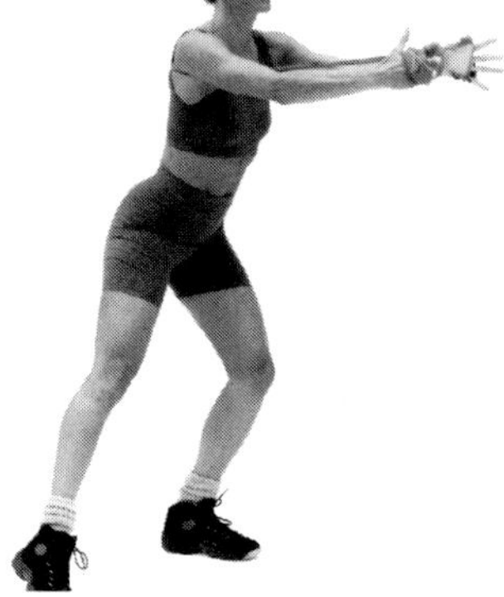

«Skilanglauf»
(siehe S. 31)

Wiederholungen	Serie	Pause
30 Sek.	2 x	10 Sek.

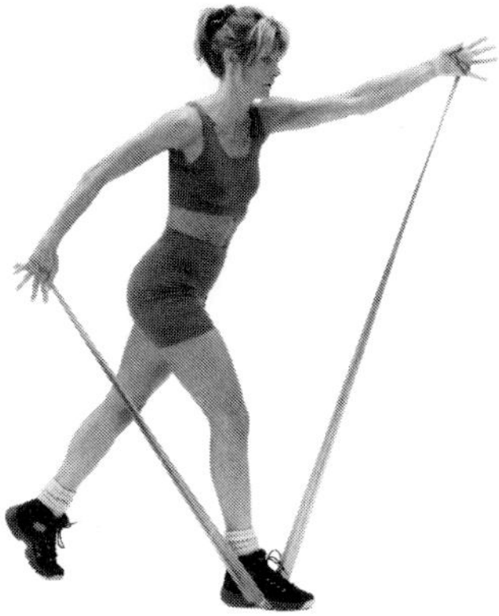

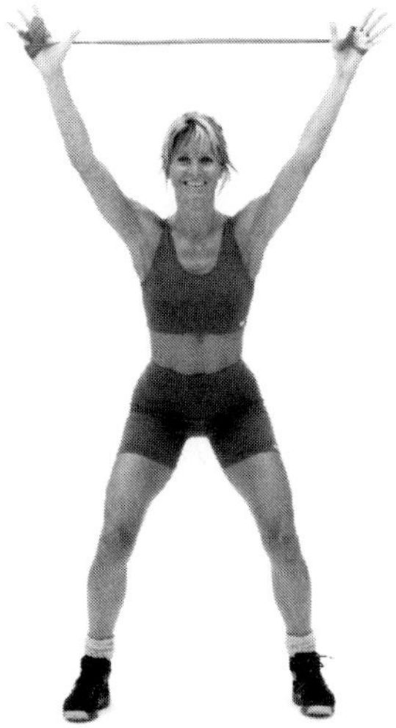

Beinbeugung und Armstreckung
(siehe S. 32)

Wiederholungen	Serie	Pause
30 Sek.	2 x	10 Sek.

Laufen (joggen) gegen den Widerstand
(siehe S. 33)

Wiederholungen	Serie	Pause
60 Sek.	2 x	15 Sek.

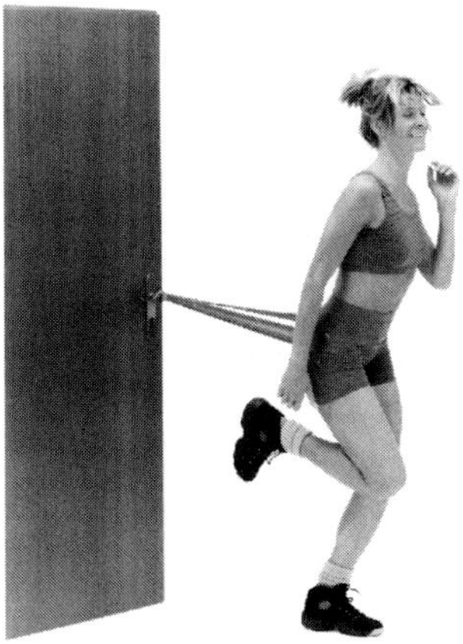

Übungsprogramm Bauch und Taille (Anfängerin)

Aus der Rückenlage hochziehen

(siehe S. 36)

Wiederholungen	Serie	Pause
10 bis 15 x	1 x	

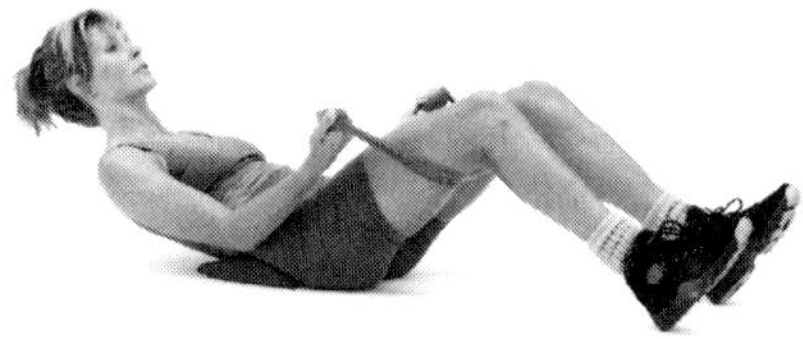

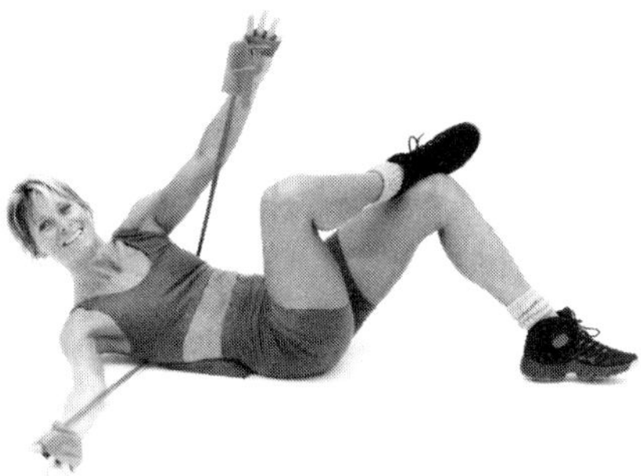

Rückenlage mit Armschieben

(siehe S. 38)

Wiederholungen	Serie	Pause
8 bis 10 x je Seite	1 x	

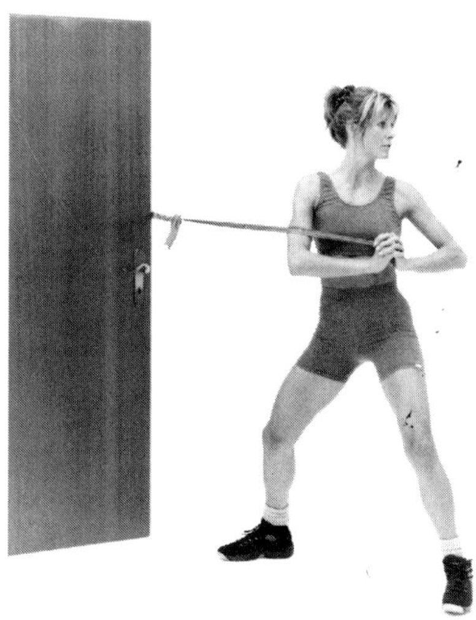

Oberkörperdrehung

(siehe S. 48)

Wiederholungen	Serie	Pause
10 bis 15 x je Seite	1 x	

Hüftseite nach hinten drehen
(siehe S. 56)

Wiederholungen	*Serie*	*Pause*
10 bis 15 x je Seite	1 x	

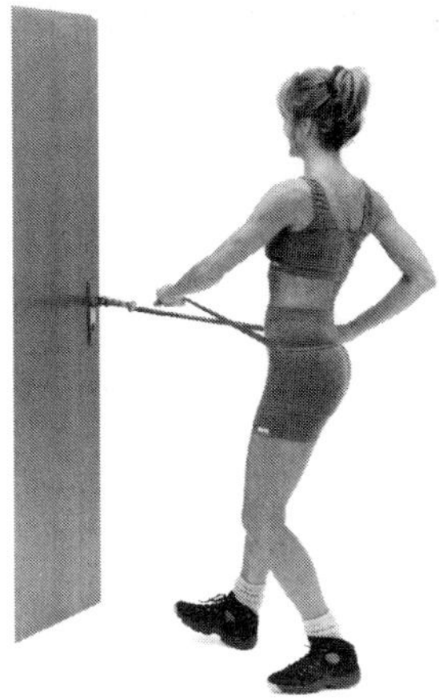

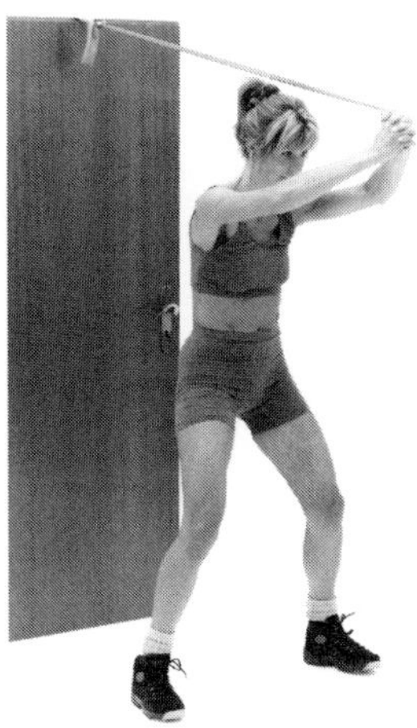

Ziehen mit Armen und Oberkörper über den Kopf
(siehe S. 50)

Wiederholungen	*Serie*	*Pause*
10 bis 15 x	1 x	

Nach unten ziehen
(siehe S. 48)

Wiederholungen	*Serie*	*Pause*
10 bis 15 x	1 x	

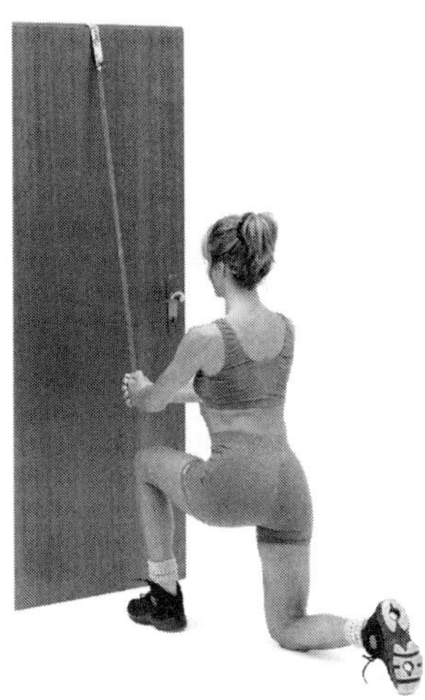

Übungsprogramm Bauch und Taille (Fortgeschrittene)

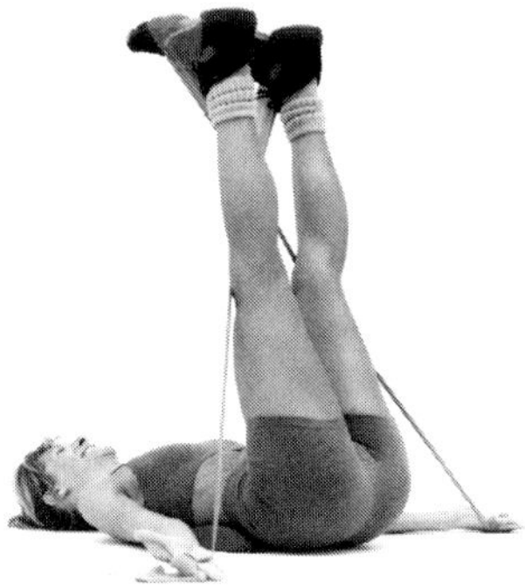

Gegen den Widerstand drücken

(siehe S. 40)

Wiederholungen	Serie	Pause
15 bis 20 x	2 x	30 bis 60 Sek.

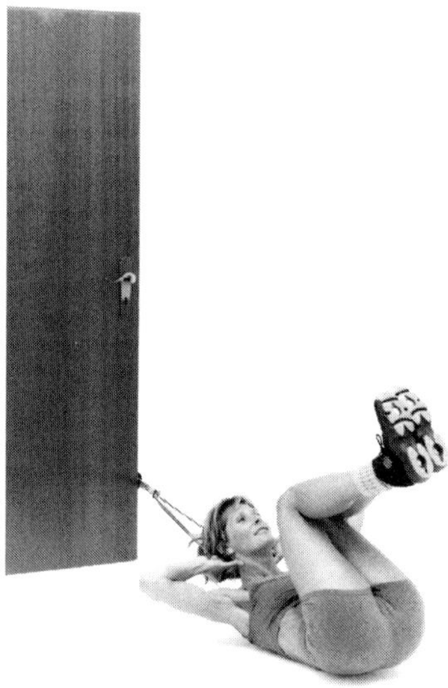

Knie heranziehen

(siehe S. 44)

Wiederholungen	Serie	Pause
15 bis 20 x	2 x	30 bis 60 Sek.

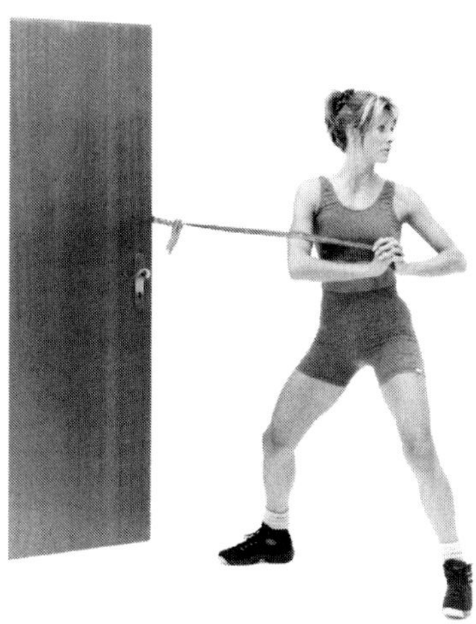

Ziehen am Körper vorbei

(siehe S. 48)

Wiederholungen	Serie	Pause
15 bis 20 x	2 x	30 bis 60 Sek.

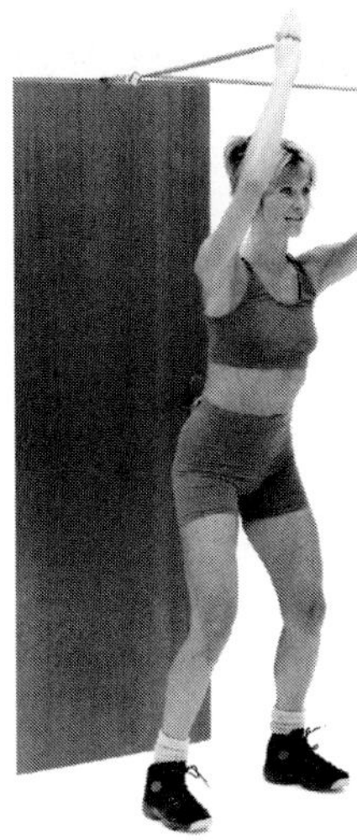

Über den Kopf ziehen
(siehe S. 50)

Wiederholungen	*Serie*	*Pause*
30 Sek.	2 x	30 bis 60 Sek.

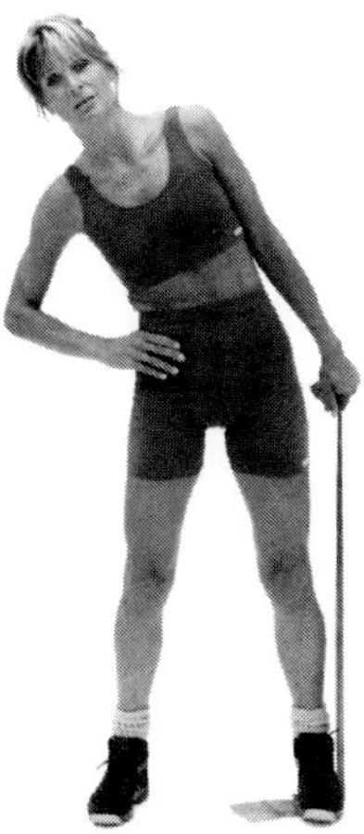

Oberkörper zur Seite neigen
(siehe S. 54)

Wiederholungen	*Serie*	*Pause*
15 bis 20 x	2 x	30 bis 60 Sek.

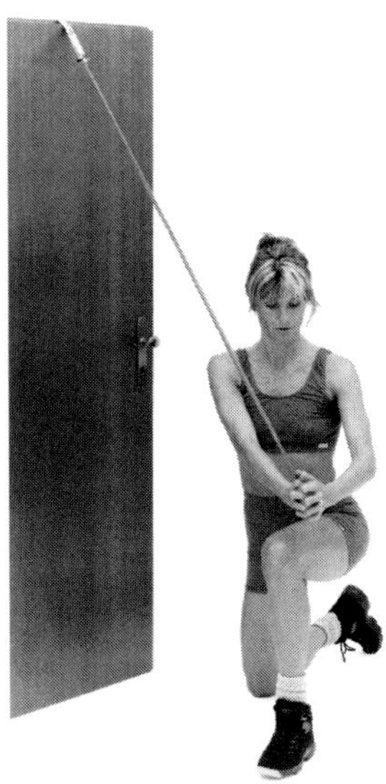

Seitliches Ziehen mit Nachschauen
(siehe S. 52)

Wiederholungen	*Serie*	*Pause*
15 bis 20 x je Seite	2 x	30 bis 60 Sek.

Übungsprogramm Po und Beine (Anfängerin)

Heben und Senken des Beckens

(siehe S. 66)

Wiederholungen	*Serie*	*Pause*
10 bis 15 x	1 x	

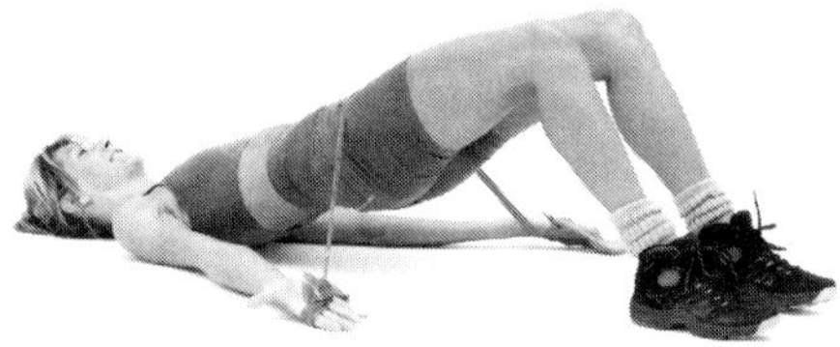

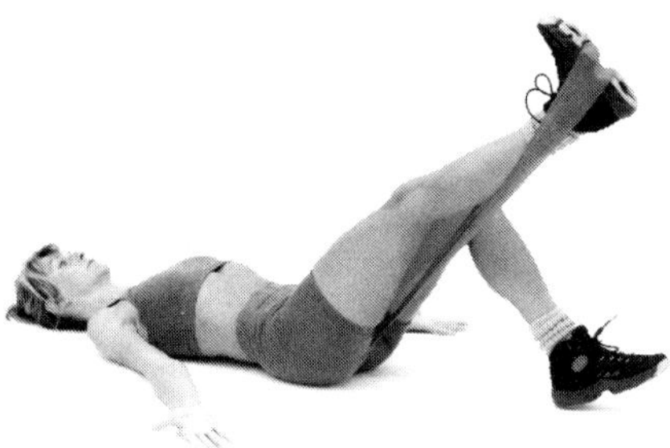

Strecken des Beines

(siehe S. 88)

Wiederholungen	*Serie*	*Pause*
8 bis 10 x je Seite	1 x	

Strecken und Beugen des Beines

(siehe S. 72)

Wiederholungen	*Serie*	*Pause*
8 bis 10 x je Seite	1 x	

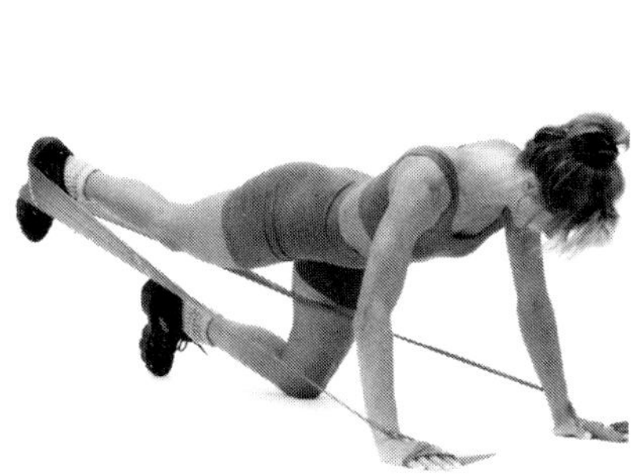

Heben und Senken des oberen Beines

(siehe S. 82)

Wiederholungen	Serie	Pause
8 bis 10 x je Seite	1 x	

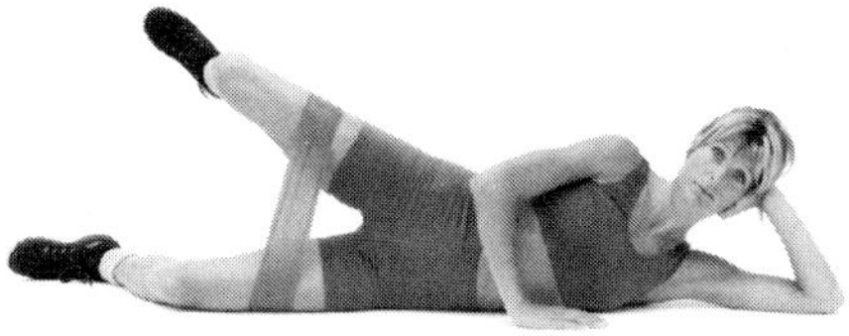

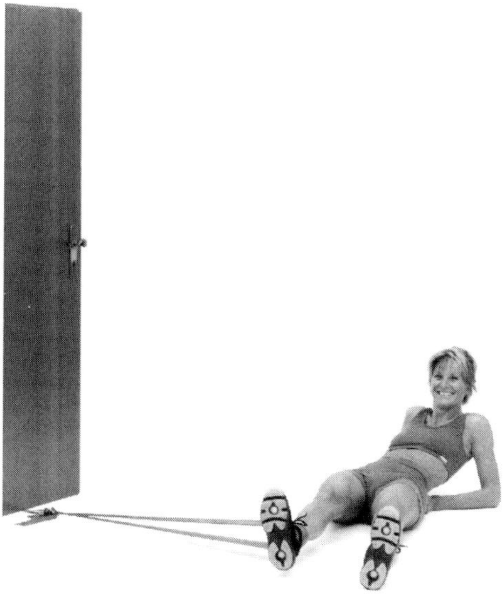

Das gestreckte Bein nach innen ziehen

(siehe S. 86)

Wiederholungen	Serie	Pause
8 bis 10 x je Seite	1 x	

Beugen und Strecken der Beine

(siehe S. 92)

Wiederholungen	Serie	Pause
10 bis 15 x	1 x	

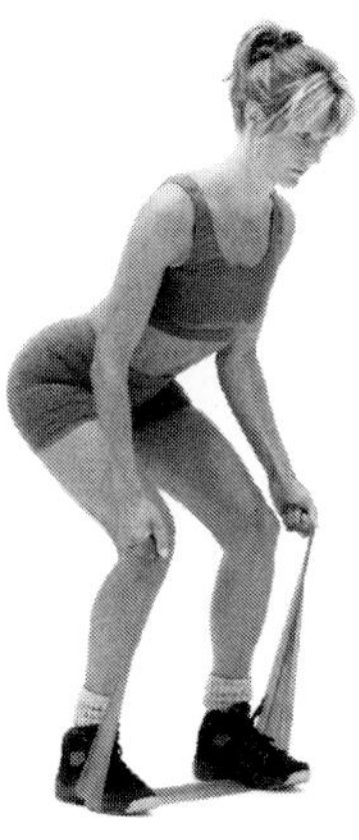

Übungsprogramm Po und Beine (Fortgeschrittene)

Heben des Beckens auf eine Linie

(siehe S. 68)

Wiederholungen	*Serie*	*Pause*
15 x je Seite	2 x	30 bis 60 Sek.

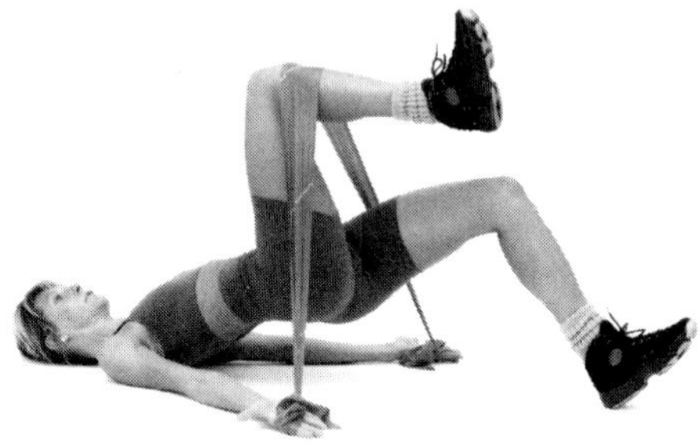

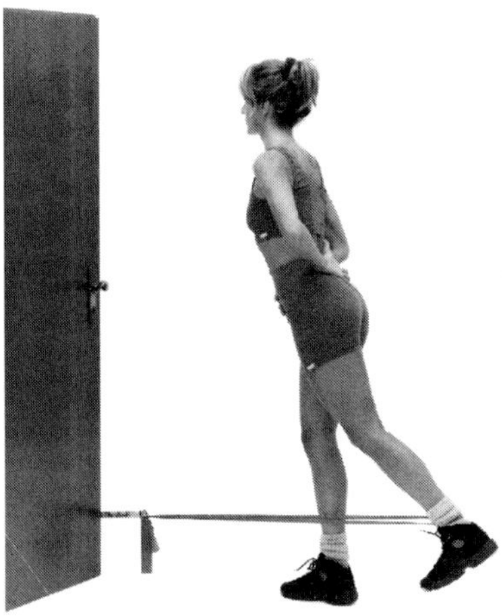

Das Spielbein nach hinten führen

(siehe S. 74)

Wiederholungen	*Serie*	*Pause*
15 x je Seite	2 x	30 bis 60 Sek.

Das Spielbein über Kreuz nach außen vorne führen

(siehe S. 78)

Wiederholungen	*Serie*	*Pause*
15 x je Seite	2 x	30 bis 60 Sek.

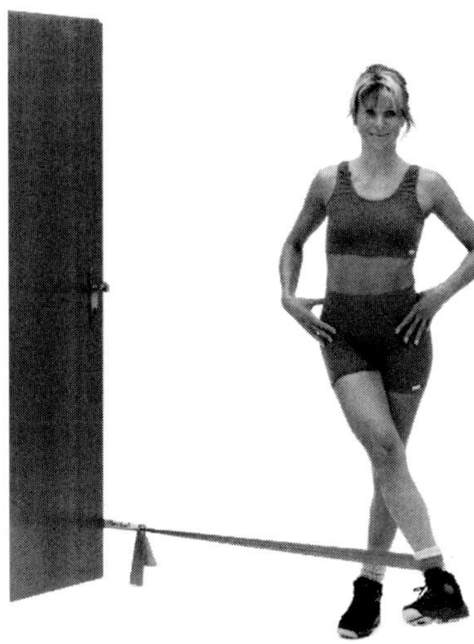

Diagonal Arm und Bein wegstrecken, Fuß anheben
(siehe S. 72)

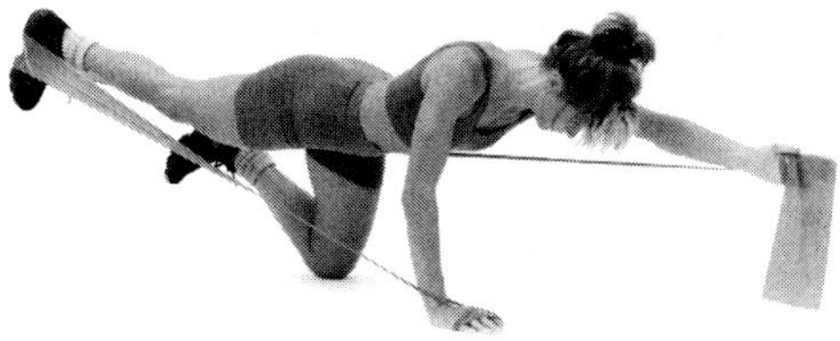

Wiederholungen	Serie	Pause
20 Sek. je Seite	1 x	

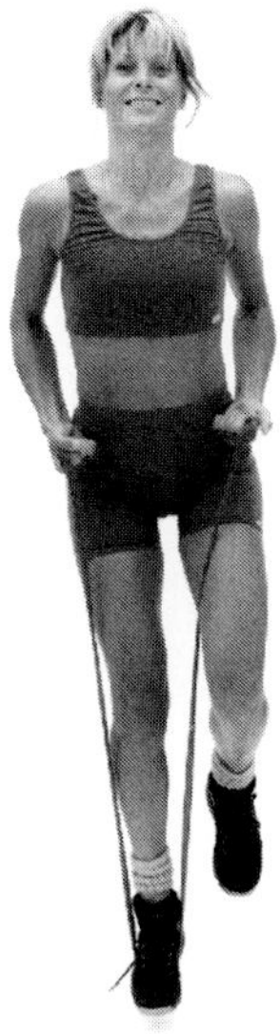

Hüpfen auf der Stelle, das Thera-Band ist unter Spannung
(siehe S. 96)

Wiederholungen	Serie	Pause
20 x je Seite	2 x	30 bis 60 Sek.

Heben und Senken des Oberkörpers
(siehe S. 90)

Wiederholungen	Serie	Pause
45 Sek.	2 x	30 bis 60 Sek.

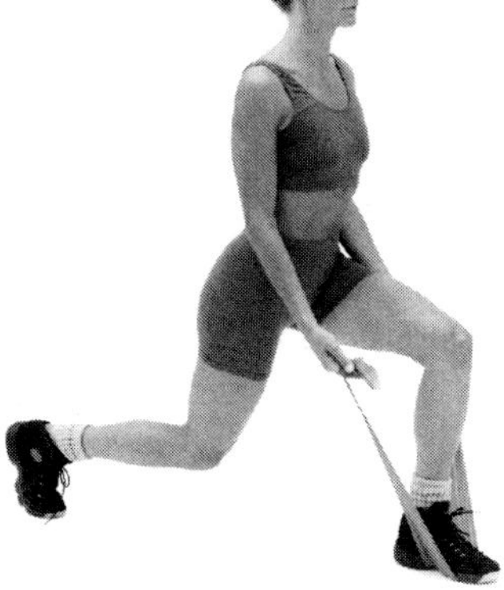

Übungsprogramm Brust und Arme (Anfängerin)

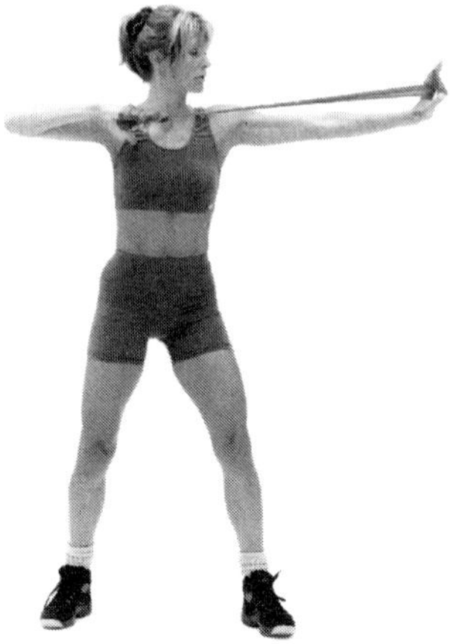

«Bogenschütze»

(siehe S. 102)

Wiederholungen	*Serie*	*Pause*
10 bis 15 x je Seite	1 x	

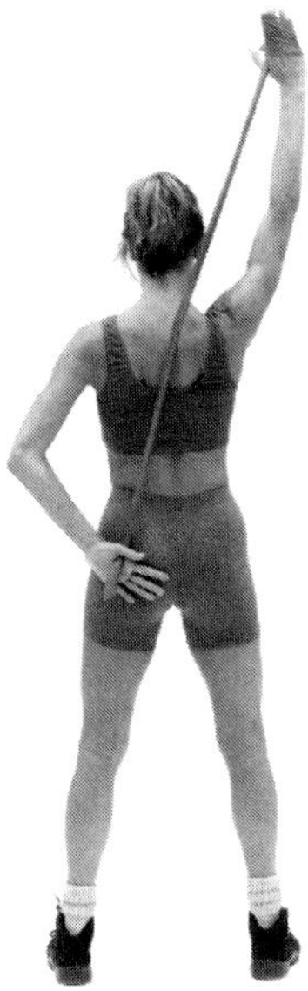

Arm nach oben strecken

(siehe S. 106)

Wiederholungen	*Serie*	*Pause*
10 bis 15 x je Seite	1 x	

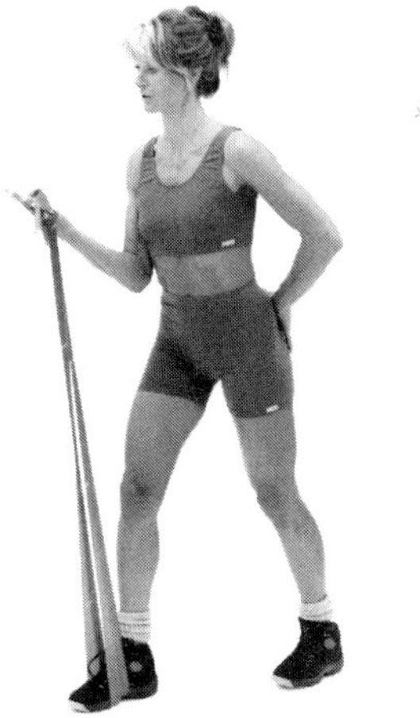

Beugen des Unterarms

(siehe S. 108)

Wiederholungen	*Serie*	*Pause*
10 bis 15 x je Seite	1 x	

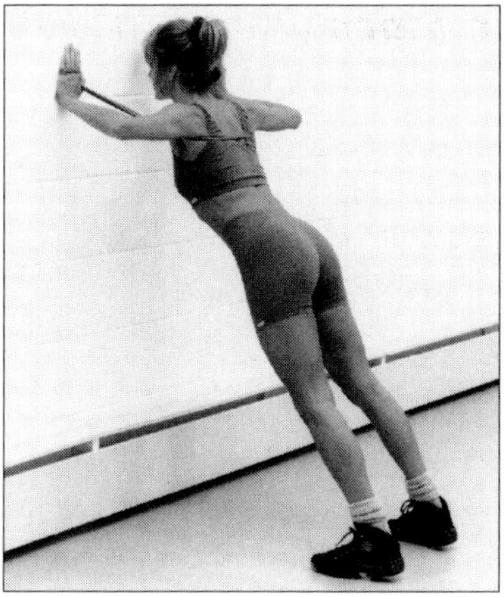

Beugen und Strecken der Arme
(siehe S. 110)

Wiederholungen	*Serie*	*Pause*
10 bis 15 x	1 x	

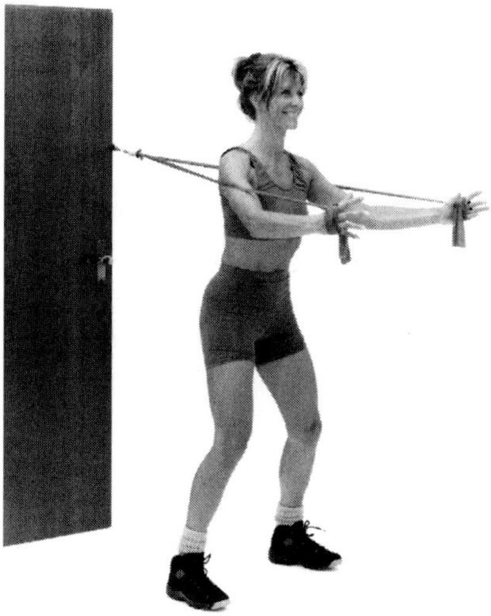

Ziehen von hinten nach schräg vorne
(siehe S. 112)

Wiederholungen	*Serie*	*Pause*
15 bis 20 x	1 x	

Den Unterarm nach innen drehen
(siehe S. 116)

Wiederholungen	*Serie*	*Pause*
10 bis 15 x je Seite	1 x	

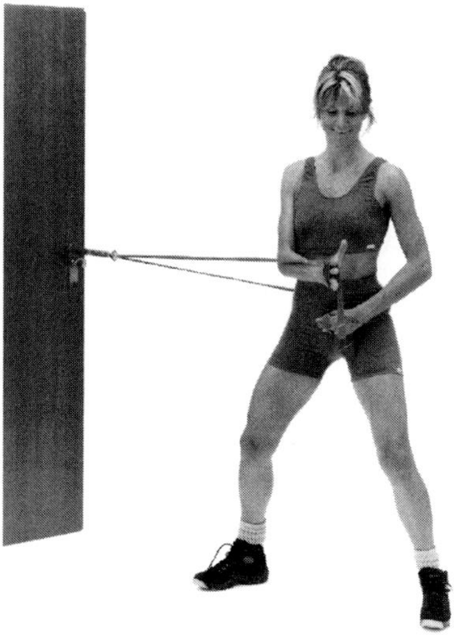

Übungsprogramm Brust und Arme (Fortgeschrittene)

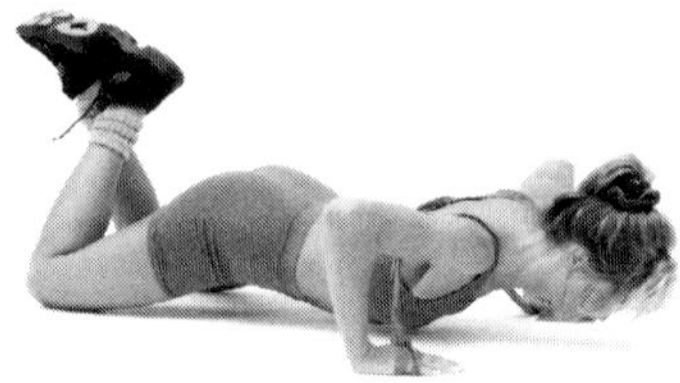

Beugen und Strecken der Arme
(siehe S. 110)

Wiederholungen	*Serie*	*Pause*
15 bis 20 x	2 x	30 Sek.

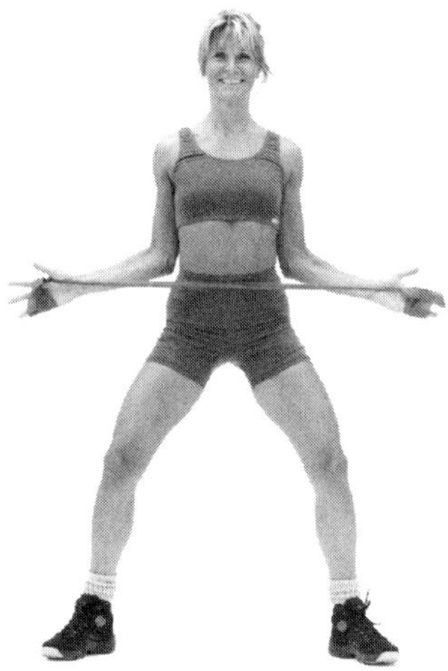

Die Unterarme nach außen drehen
(siehe S. 120)

Wiederholungen	*Serie*	*Pause*
15 bis 20 x	2 x	30 bis 60 Sek.

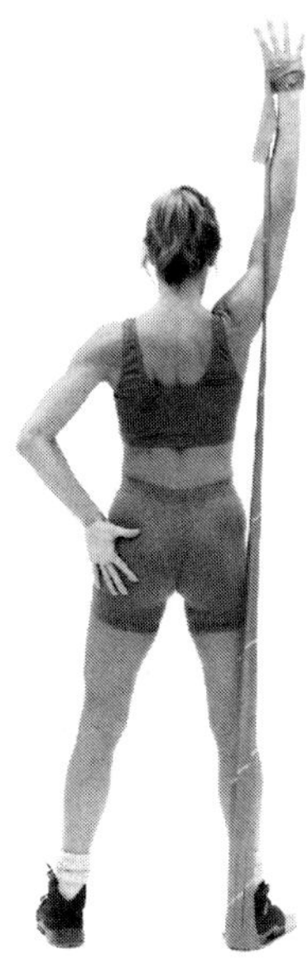

Strecken des Unterarms
(siehe S. 106)

Wiederholungen	*Serie*	*Pause*
15 x je Seite	2 x	30 bis 60 Sek.

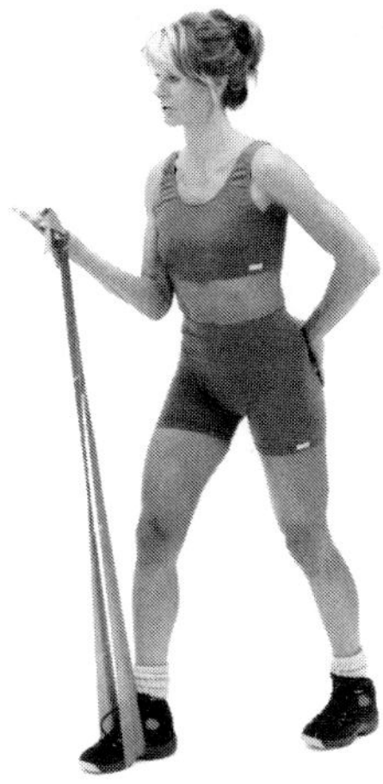

Beugen des Unterarms
(siehe S. 108)

Wiederholungen	*Serie*	*Pause*
15 bis 20 x	2 x	30 bis 60 Sek.

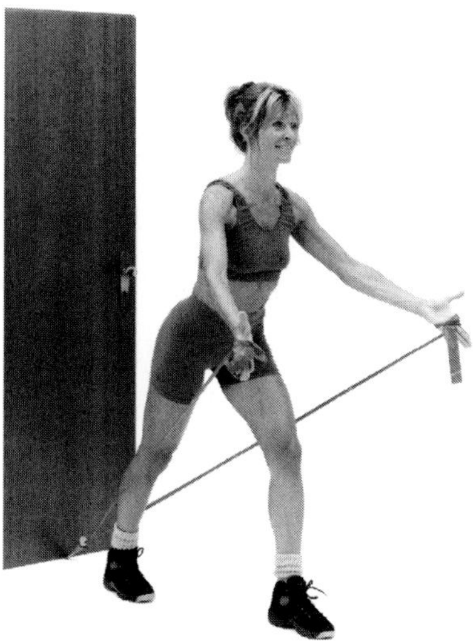

Ziehen von hinten nach schräg vorne
(siehe S. 114)

Wiederholungen	*Serie*	*Pause*
15 bis 20 x	2 x	30 bis 60 Sek.

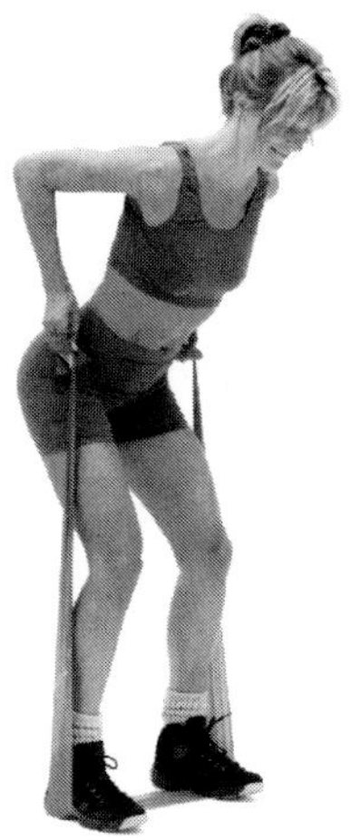

Ellenbogen am Körper nach hinten oben führen
(siehe S. 100)

Wiederholungen	*Serie*	*Pause*
15 bis 20 x	2 x	30 bis 60 Sek.

Übungsprogramm für den ganzen Körper

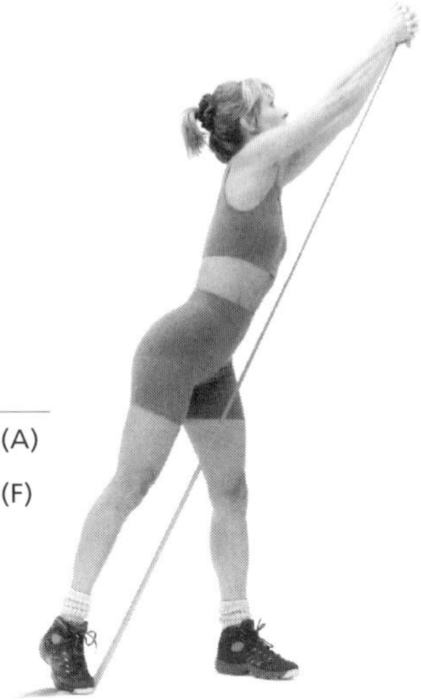

Ziehen vom Fuß unten zur anderen Seite oben mit Nachschauen

(siehe S. 62)

Wiederholungen	*Serie*	*Pause*
8 bis 10 x je Seite	2 x	30 bis 60 Sek. (A)
15 bis 20 x je Seite	2 x	30 bis 60 Sek. (F)

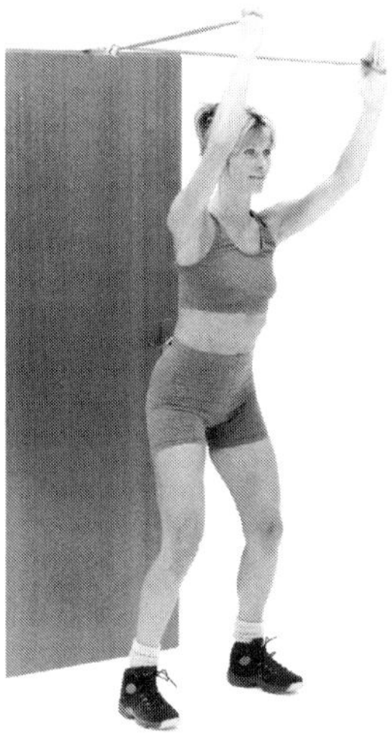

Arme wechselseitig vor- und zurückführen

(siehe S. 50)

Wiederholungen	*Serie*	*Pause*
10 bis 15 Sek.	2 x	20 Sek. (A)
30 Sek.	2 x	20 Sek. (F)

Diagonal Arm und Bein wegstrecken, Fuß anheben

(siehe S. 72)

Wiederholungen	*Serie*	*Pause*
10 bis 15 Sek.	2 x	30 Sek. (A)
15 bis 20 Sek.	2 x	30 Sek. (F)

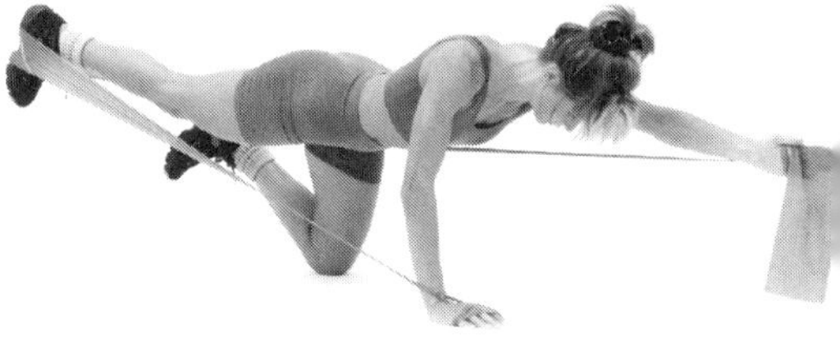

Beugen und Strecken der Arme
(siehe S. 110)

Wiederholungen	*Serie*	*Pause*
8 bis 10 x	2 x	30 bis 60 Sek. (A)
15 bis 20 x	2 x	30 bis 60 Sek. (F)

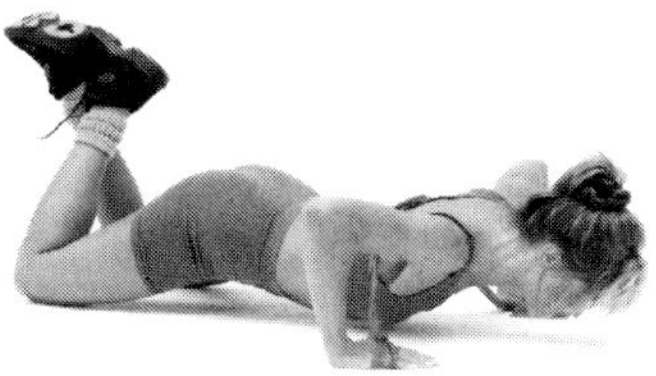

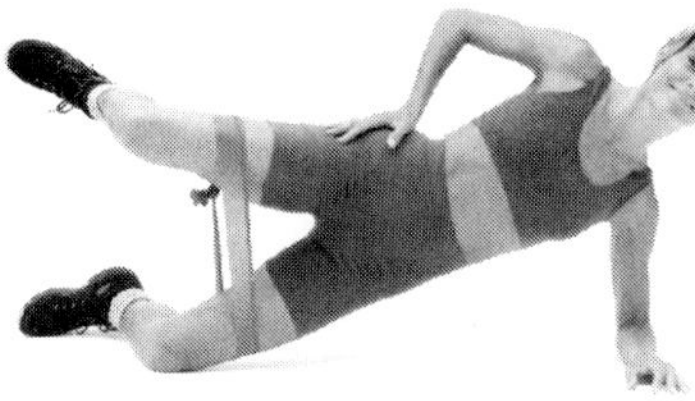

Abspreizen und Heranführen des oberen Beines im Wechsel
(siehe S. 58)

Wiederholungen	*Serie*	*Pause*
8 bis 10 x je Seite	2 x	30 bis 60 Sek. (A)
12 bis 15 x je Seite	2 x	30 bis 60 Sek. (F)

Knie etwas vom Boden abheben
(siehe S. 60)

Wiederholungen	*Serie*	*Pause*
12 bis 15 Sek.	2 x	30 Sek. (A)
20 Sek.	2 x	30 Sek. (F)

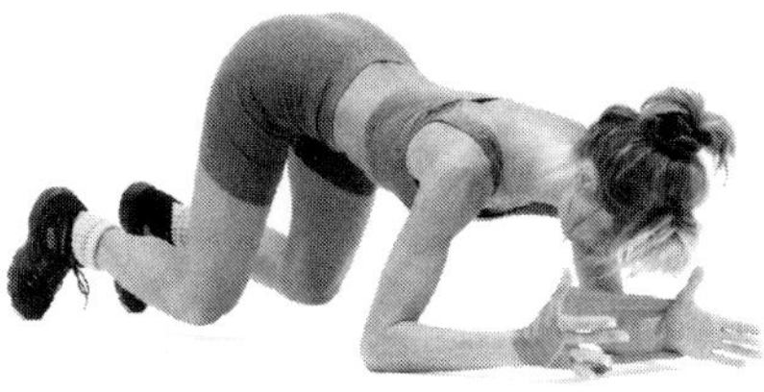

Anhang

Der Muskelapparat

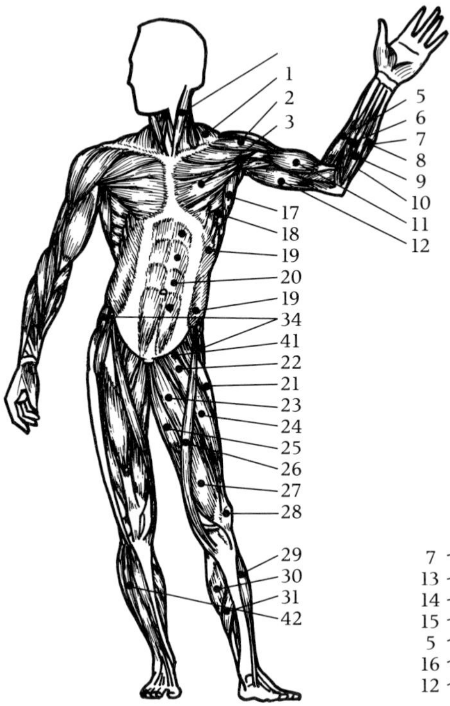

Der Muskelapparat (Vorderansicht)

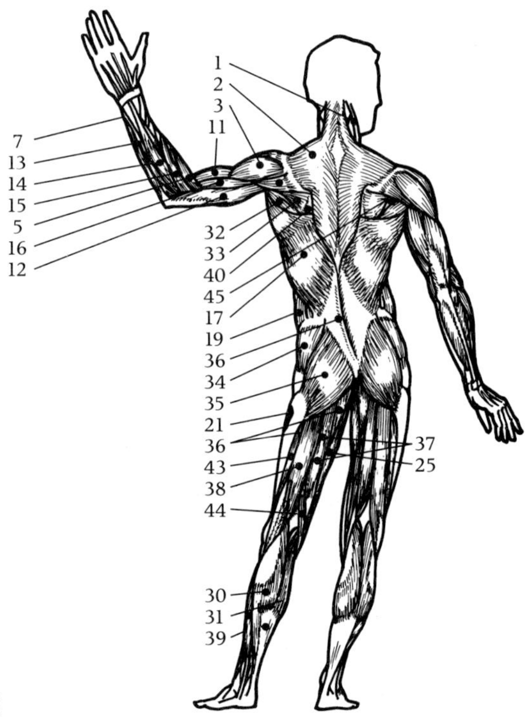

Der Muskelapparat (Rückansicht)

1	Kopfwender
2	Kapuzenmuskel
3	Dehnmuskel
4	Großer Brustmuskel
5	Oberarmspeichenmuskel
6	Radialer Handbeuger
7	Ulnarer Handbeuger
8	Langer Hohlhandmuskel
9	Fingerbeuger
10	Runder Einwärtsdreher
11	Zweiköpfiger Armmuskel
12	Dreiköpfiger Armmuskel
13	Ulnarer Handstrecker
14	Fingerstrecker
15	Langer radialer Handstrecker
16	Armbeuger
17	Breiter Rückenmuskel
18	Vorderer Sägemuskel
19	Äußerer schräger Bauchmuskel
20	Gerader Bauchmuskel
21	Schenkelbindenspanner
22	Kamm-Muskel
23	Langer Schenkelanzieher
24	Vierköpfiger Schenkelmuskel
25	Schlanker Muskel
26	Schneidermuskel
27	Innerer Schenkelmuskel
28	Kniescheibe
29	Vorderer Schienbeinmuskel
30	Zwillingswadenmuskel
31	Schollenmuskel
32	Untergrätenmuskel
33	Großer Rundmuskel
34	Mittlerer Gesäßmuskel
35	Großer Gesäßmuskel
36	Rückenmuskulatur
37	Halbsehnenmuskel
38	Zweiköpfiger Schenkelmuskel
39	Langer Wadenbeinmuskel
40	Großer Rautenmuskel
41	Lendendarmbeinmuskel
42	Langer Wadenbeinmuskel
43	Äußerer Schenkelmuskel
44	Plattsehnenmuskel
45	Kleiner Rundmuskel

(nach Jonath, U., 1986, Zeichnungen: Horst Jonath)

Literatur

1 Boeckh-Behrens, W.-U./Buskies, W.: *Gesundheitsorientiertes Fitnesstraining. Bd. 1.* Winsen 1995

2 Bös, K./Multerer, A.: *Allgemeine Fitnessprogramme.* In: DTB (Hrsg.): *Das Fitness-Handbuch des Deutschen Turnerbundes. Bd. 1.* Frankfurt/M. 1991

3 Bös, K./Multerer, A.: *Fitness testen und trainieren. Der Trainingsbegleiter.* Oberhaching 1988

4 Buskirk, E. R.: *Adipositas.* In: Skinner, J. S. (Hrsg.): *Rezepte für Sport und Bewegungstherapie.* Köln 1989, 187–215

5 Caroll, S./Smith, T.: *Body & Life. Gesund fürs Leben.* München 1993

6 DeMarées, H.: *Sportphysiologie.* Köln 1981

7 Einsingbach, T./Klümper, A./Biedermann, L.: *Sportphysiotherapie und Rehabilitation.* Stuttgart 1988

8 Ellrott, T./Beilschmidt, S./Spirik, J./Lichtenstein, S./Neuhäuser-Bertold, M./Pudel, V.: *Fettkontrolle zur dauerhaften Therapie von Übergewicht.* In: Ernährungsumschau (45) 1998, Heft 2, 44–49

9 Geiger, U./Schmid, C.: *Muskeltraining mit dem Thera-Band.* München 1997

10 Hamm, M.: *Das große Buch der Diäten.* Hamburg 1995

11 Hollmann, W./Hettinger, Th.: *Sportmedizin. Arbeits- und Trainingsgrundlagen.* Stuttgart 1993

12 Kempf, H.-D.: *Die Rückenschule.* Reinbek 1990, 1995[13]

13 Kempf, H.-D./Schmelcher, F./Ziegler, C.: *Trainingsbuch Rückenschule.* Reinbek 1996[2]

14 Kempf, H.-D./Schmelcher, F./Ziegler, C.: *Trainingsbuch Thera-Band®.* Reinbek 1996[3]

15 Kunz, H.-R./Schneider, W./Spring, H./Tritschler, T./Inauen, E. U.: *Krafttraining.* Stuttgart 1990

16 Leutwnik, S./Freiwald, J.: *Der Bodytrainer.* Reinbek 1997

17 Röthig, P.: *Sportwissenschaftliches Lexikon.* Schorndorf 1977[4]

18 Samitz, G.: *Das Wellness-Programm.* Reinbek 1995

19 Schmidtbleicher, D.: *Grundlagen des Krafttrainings.* In: Beuker (Hrsg.): *Fitness-Heute. Standortbestimmungen aus Wissenschaft und Praxis.* Erkrath 1993, 72–78

20 Stanford, D.: *Forschungs-Update Fettverbrennung: Die Unterscheidung von Tatsachen und Mythen.* In: fitness professionals 6/1996, 21–23

21 Starischka, S.: *Sportmotorische Tests für Fitnesstraining.* In: Beuker (Hrsg.): *Fitness-Heute. Standortbestimmungen aus Wissenschaft und Praxis.* Erkrath 1993, 42–53.

22 Stemper, T.: *Thema Fettabbau – gibt es wirklich etwas Neues?* In: Sportmanagement 4/1997, 42–43

23 Time-Life (Hrsg.): *Die gute Figur.* Amsterdam 1987

24 Tittel, K.: *Beschreibende und funktionelle Anatomie des Menschen.* Stuttgart 1989[11]

25 Trunz, E.: *Abnehmen durch Nachverbrennung, was ist dran?* In: trainer 3/1998, 26–29

26 Verdonck, A./Franke, J.: *Elastische Trainingsbänder und ihr Dehnungsverhalten.* In: Zeitschrift Krankengymnastik (46) 1994, 755–762

27 Wechsler, J. G./Schusdziarra, V./Hauner, H./Gries, F. A.: *Therapie der Adipositas*. In: Deutsches Ärzteblatt (93) 1996, Heft 36, 2214–2218

28 Wilmore, J. H./Thomas, E. L.: *Geschlechtsabhängige Unterschiede in der Durchführung von Belastungsuntersuchungen und der Erstellung von Trainingsprogrammen*. In: Skinner, J. S. (Hrsg.): *Rezepte für Sport und Bewegungstherapie*. Köln 1989, 56–74

Die Autoren

Hans-Dieter Kempf, Jahrgang 1960, studierte Physik und Sportwissenschaft an der Universität Karlsruhe. Er entwickelte 1986 die Karlsruher Rückenschule, ist Mitbegründer des Forums Gesunder Rücken und war maßgeblich beteiligt am Aufbau und der Weiterentwicklung der Rükkenschulbewegung in Deutschland. Er ist Lehrbeauftragter und Referent in den Bereichen Rückenschule, Ergonomie und Gesundheitsförderung. Im Rowohlt Taschenbuch Verlag sind bereits von ihm erschienen: Die Rückenschule (Nr. 9793), Rückenschule für Kinder (Nr. 9338), Sitzschule (Nr. 9715), Trainingsbuch Rückenschule (Nr. 9960), Trainingsbuch Thera-Band (Nr. 9452), Trainingsbuch Fitnessball (Nr. 9464), Jetzt sitzen Sie richtig (Nr. 66373), Fit am Bildschirm (Nr. 19891).

Astrid Lowis, Jahrgang 1968, studierte nach einer kaufmännischen Ausbildung Sportökonomie an der Universität Bayreuth. Als Leiterin einer multifunktionellen Sportanlage und als lizenzierte Rückenschulleiterin sammelte sie langjährige praktische Erfahrung in den Bereichen Training und Therapie. Seit Februar 1997 ist sie schwerpunktmäßig im Sportmarketing tätig.

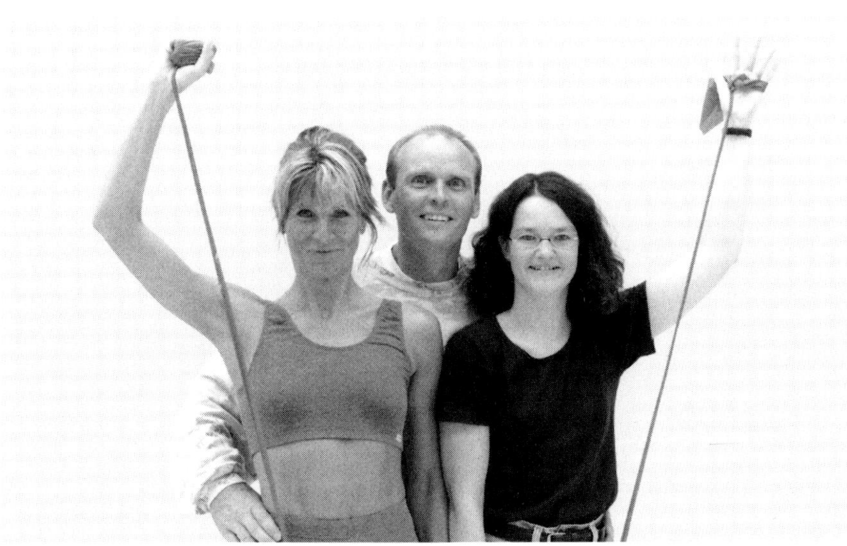